BASIS-BOLUS-INSULINTHERAPIE

Erfolgreiche Selbstanpassung bei Typ-1-Diabetes

Die Alland-Methode

Univ.-Prof. Dr. med. Mario Francesconi |
Erwin Holub | Dr. Reinhard Pohanka | Dr. med. Andreas Woitzuck

BASIS-BOLUS-Insulintherapie

ERFOLGREICHE
SELBSTANPASSUNG BEI TYP-1-DIABETES

Die Alland-Methode

VERLAGSHAUS DER ÄRZTE

ISBN: 978-3-902552-30-3

Grafik-Design & Satz: Mag. Elena Koptschaljiski, irk.art studio, Wien
Umschlag: Andrea Malek (Graz), malanda-buchdesign
Umschlagfoto: Getty Images

Projektbetreuung: Hagen Schaub

Druck & Bindung: Druckerei Ferdinand Berger & Söhne Ges.m.b.H., 3380 Horn

Printed in Austria

Aus Gründen der leichteren Lesbarkeit – vor allem in Hinblick auf die Vermeidung einer ausufernden Verwendung von Pronomen – haben wir uns dazu entschlossen, alle geschlechtsbezogenen Wörter nur in eingeschlechtlicher Form – der deutschen Sprache gemäß zumeist die männliche – zu verwenden. Selbstredend gelten alle Bezeichnungen gleichwertig für Frauen.

Inhalt

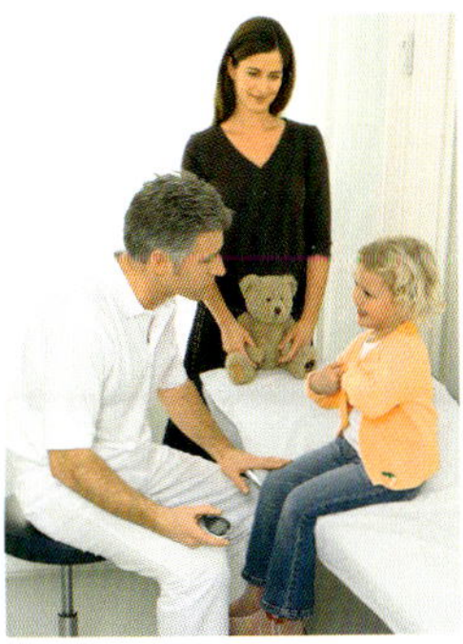

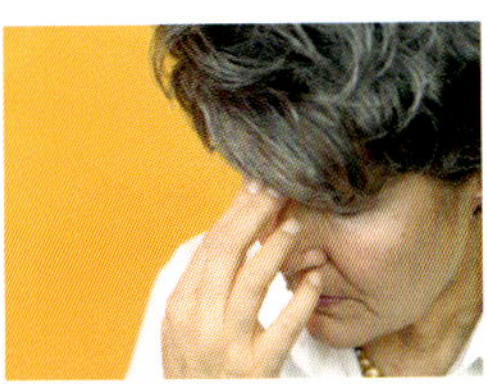

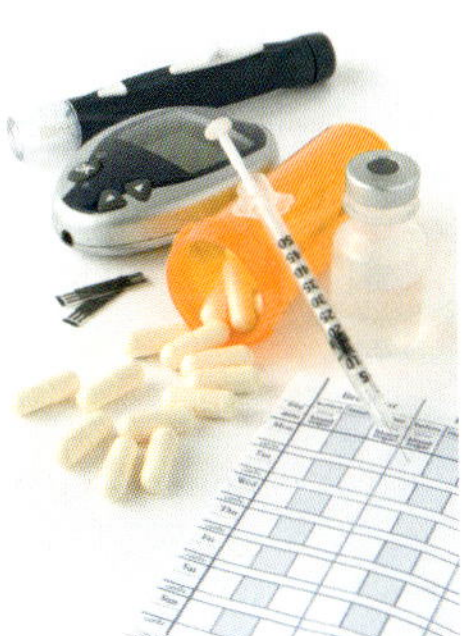

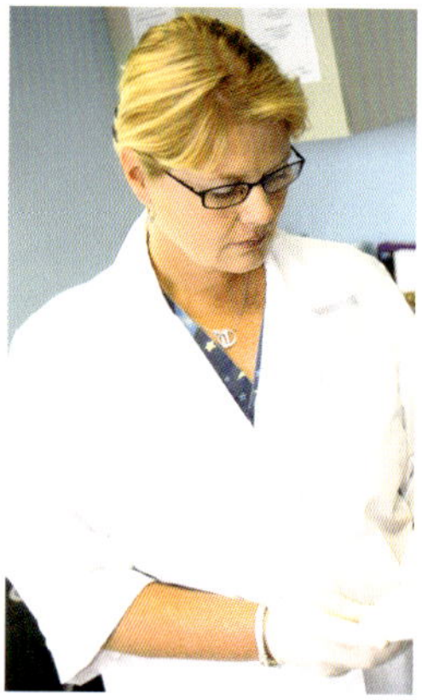

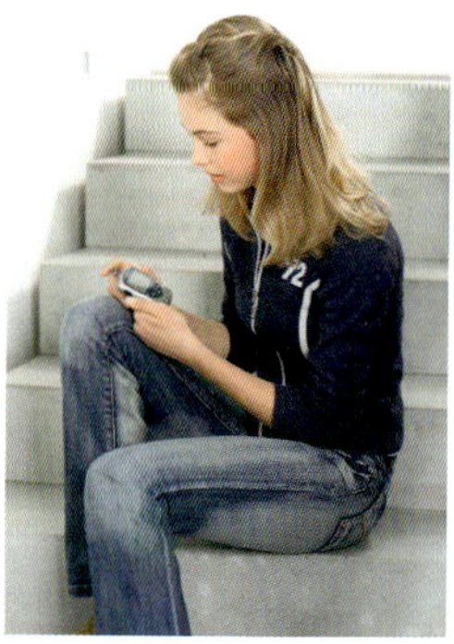

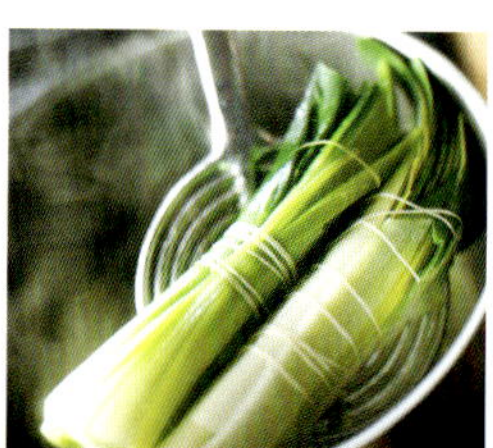

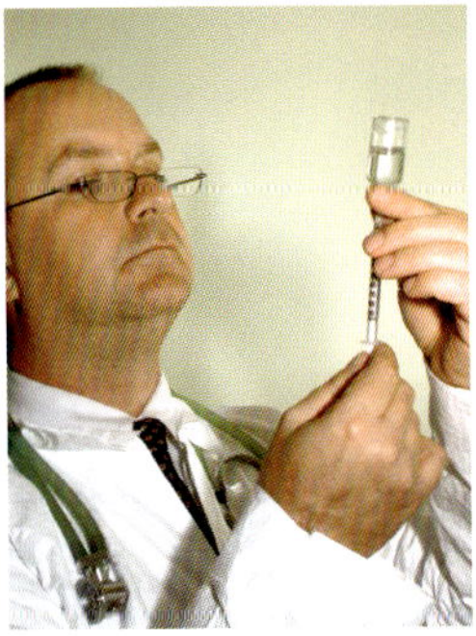

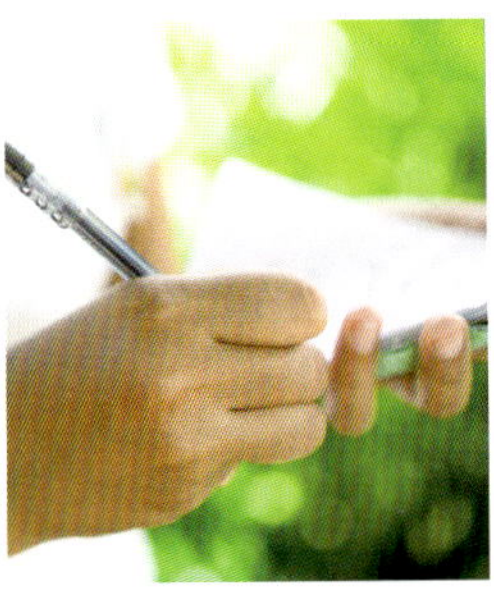

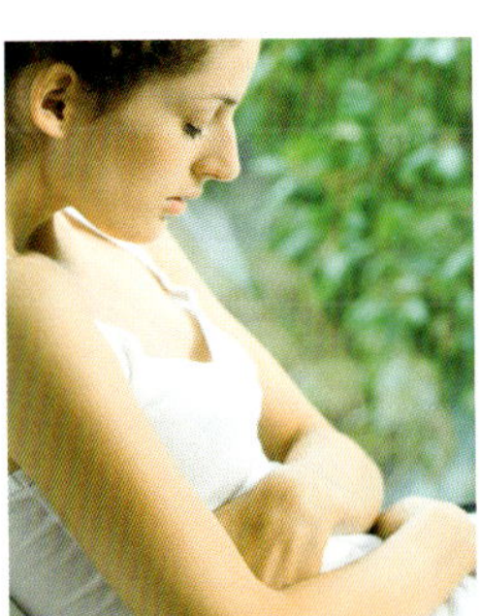

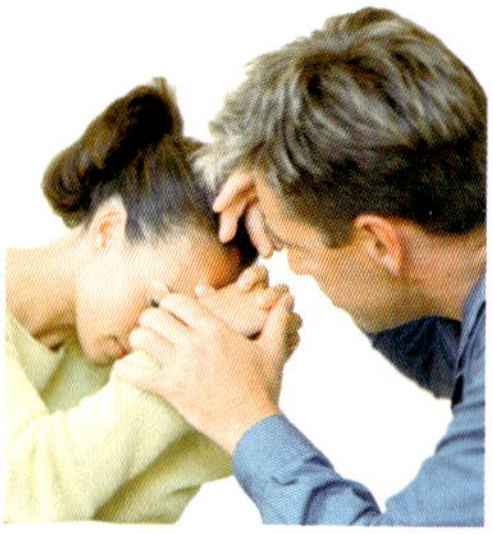

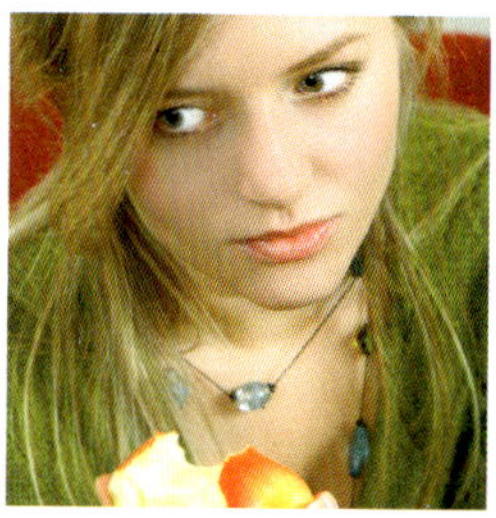

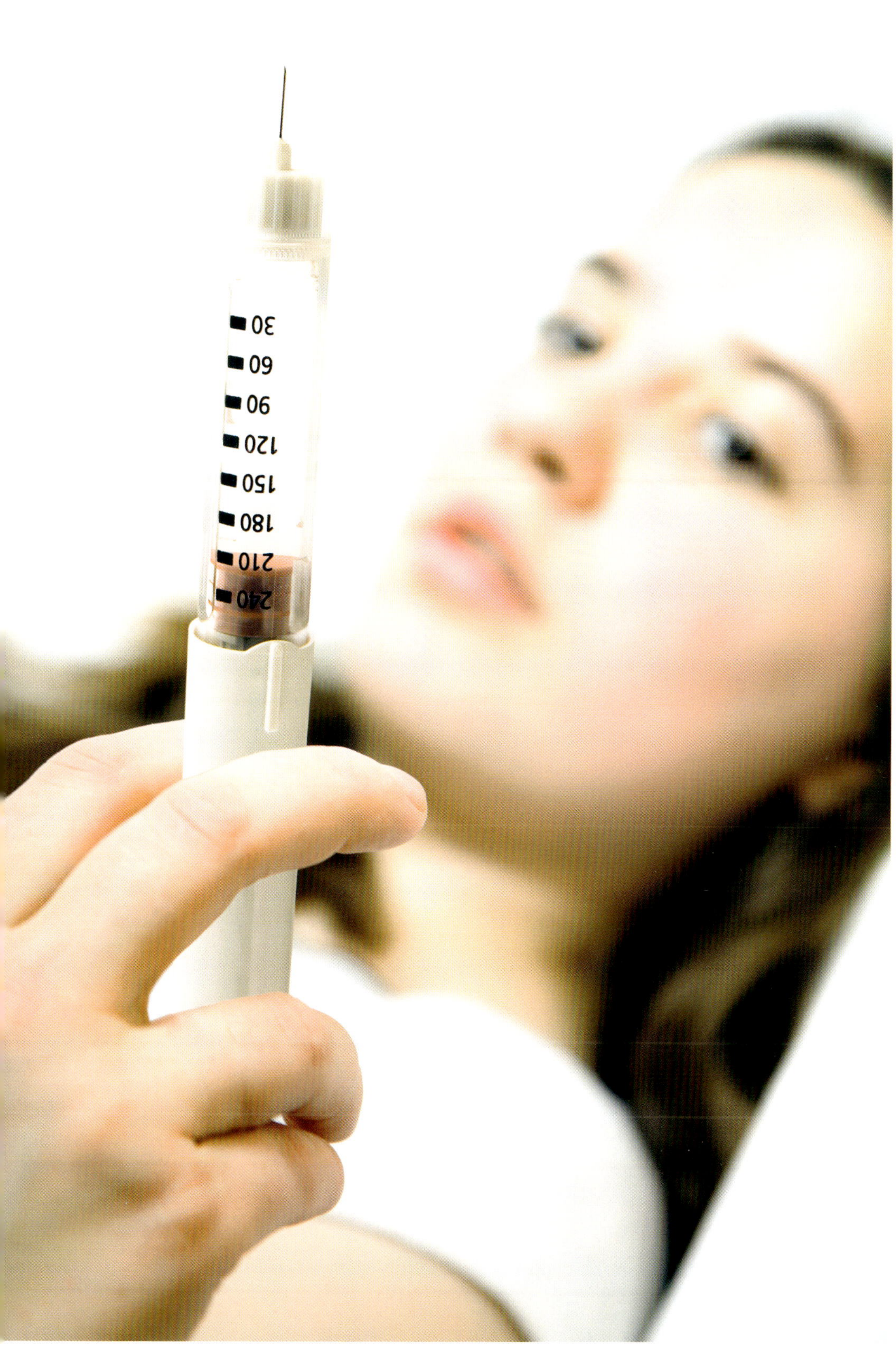
30
60
90
120
150
180
210
240

Einleitung 1

Es war kurz nachdem ich die Erste Medizinische Universitätsklinik alter Struktur am Wiener Allgemeinen Krankenhaus im Jahr 1982 verlassen hatte, um Diabetiker in einem Rehabilitationszentrum für Diabetes und andere Stoffwechselerkrankungen zu betreuen, dass ich die unterschiedlichen Bedingungen feststellte, die mit derselben Zielsetzung einer guten Diabeteseinstellung in der Patientenbetreuung eingesetzt werden. Auf der einen Seite die elitäre Form der Diabetologie – gekennzeichnet durch Forschung und Experimente –, auf der anderen Seite die angewandte Diabetologie, die auf Basis solcher Ergebnisse auslotet, welche Behandlungsform im Einzelfall unter Berücksichtigung individueller Fähigkeiten, des sozialen und beruflichen Umfeldes für den jeweiligen Diabetiker sinnvoll und machbar ist.

Nach mehr als 25 Jahren Erfahrung in der Betreuung diabetischer Patienten haben sich mir unzählige Schicksale gezeigt, solche mit Erfolg und solche ohne Erfolg. Unzählige Gespräche mit Diabetikern dienten nicht bloß der „Diabeteseinstellung", sie haben auch die Aufmerksamkeit auf mögliche Ursachen für Erfolg oder Misserfolg gelenkt. Es war mir daher ein Bedürfnis, zusammen mit einem Kollegen, einem Diabetesberater und einem Betroffenen ein Buch zu gestalten, das alle Aspekte einer BASIS-BOLUS-Insulintherapie für Diabetiker zugänglich macht.

Das Ergebnis soll keinesfalls als „Lehrbuch" verstanden werden, weder für Diabetiker noch für Ärzte. Es soll und kann auch keinesfalls eine Schulung ersetzen. Wohl aber soll es ein Begleiter sein, das auf der Basis langer Erfahrung in der Sonderkrankenanstalt für Diabetes Alland der PVA entstanden ist und selbstverständlich unter Verwendung von allgemein anerkannten Regeln dem interessierten Diabetiker über die bloße Insulindosierungs-Arithmetik hinaus Hilfestellungen zu Problemen des gesamten Umfeldes gibt, von dem wir gelernt haben, dass es für das Ergebnis einer Diabeteseinstellung besonders wichtig ist. Der mehr ganzheitliche Ansatz einer Betreuung von Diabetikern hat sich für mich als der einzig gangbare Weg erwiesen, um ein individuell optimiertes Ziel zu erreichen.

Aufgrund dieser Intention wurde mit Absicht auf die Darstellung oft komplizierter Ursachen und Zusammenhänge in der Diabetologie verzichtet, um stattdessen auf einfache, verständliche, aber auch inhaltlich richtige Erklärungen zurückzugreifen. Ebenso wurde schon aus Verständnisgründen die medizinische Terminologie, wo es didaktisch richtig erschien, durch jene Ausdrücke ersetzt, die regelmäßig von Betroffenen verwendet werden. Wir haben uns auch nicht gescheut, Kapitel einzubauen, die zwar unbequem sind, unserer langjährigen Erfahrung nach jedoch Teil der Realität gar nicht so weniger Diabetiker sind, wie Diabetes und Alkohol oder Diabetes und illegale Drogen.

Der aufmerksame Leser, der selbst schon eine BASIS-BOLUS-Insulintherapie durchführt, wird bei dem einen oder anderen Beispiel vielleicht eigene Situationen wiedererkennen, bei anderen nicht. Es mag wohl sein, dass manche Situationen nicht eingetreten sind oder andere etwas großzügigere Interpretation verlangen. So wird für manchen der „3-Stunden-Wert" eher zum „4-Stunden-Wert" werden: Erst die Auseinandersetzung mit der Materie wird den Nutzen dieses Kompendiums aufzeigen, das keinesfalls „kochbuchrezeptartige" Anweisungen zu geben intendiert.

Wir sind überzeugt, dass dieses Buch ein wertvoller Begleiter für Diabetiker unter einer BASIS-BOLUS-Insulintherapie sein wird.

Alland, im Sommer 2008

Univ.-Prof. Dr. med. Mario Francesconi

Einleitung 2

Als ich im Jahre 2007 zum Aufenthalt in der Sonderkrankenanstalt und Rehabilitationszentrum Alland, einem der führenden Stoffwechselzentren Österreichs war, hat mich die dort gelehrte ganzheitliche Methode der Diabetes-Schulung fasziniert. Gelehrt wurde neben Ernährungswissenschaft, sportlicher Betätigung und psychischer Entspannung natürlich auch die Einstellung des Diabetikers Typ 1 mit Insulin nach den Methoden der BASIS-BOLUS-Insulintherapie. Ziel der Schulung ist es, dem Diabetiker Typ 1 jenes Wissen zu vermitteln, das es ihm ermöglichen soll, auch außerhalb des geschützten Bereiches der Klinik seinen Diabetes jeweils den Gegebenheiten des Alltages, aber auch Sondersituationen wie Reisen, Sport oder Krankheit anzupassen.

Nach dem Verlassen der Rehabilitationsklinik Alland habe ich mich auf die Suche gemacht, um Literatur zu diesem Thema zu finden und bin, bis auf spezielle ärztliche Literatur, kaum fündig geworden. Es lag daher nahe, als Betroffener in Zusammenarbeit mit den Spezialisten aus Alland ein Buch zu schreiben, welches die Selbsteinstellung bei der BASIS-BOLUS-Insulintherapie (und damit auch bei FIT, NIS und ICT) zum Inhalt hat. Was wir nicht wollten, ist noch eines jener Bücher zu schreiben, in dem sie alles rund um den Diabetes erfahren können, hier geht es ganz gezielt um diabetisches Basiswissen, das dazu nötig ist, um sich nach den Möglichkeiten der BASIS-BOLUS-Insulintherapie selbst „einzustellen".

Eines muss uns Diabetikern Typ 1 bewusst sein: Wir leiden an einer absolut tödlichen Krankheit. Zwischen uns und dem Tod steht nur Insulin, das wir uns über eine Spritze (auch ein Pen ist nichts anderes, klingt aber nicht so dramatisch) mehrmals täglich verabreichen müssen. Dazu müssen wir täglich mehrere Male die Höhe unseres Blutzuckers messen, unsere Broteinheiten abschätzen und unser Maß an körperlicher Aktivität mit einberechnen. Diabetes Typ 1 ist weit mehr als eine „Stoffwechselstörung", deren Behandlung mit der BASIS-BOLUS-Insulintherapie es uns dennoch ermöglicht, ein fast „normales" Leben zu führen. Normal, das heißt mit bis zu 4.000 Stichen im Jahr, mit der Angst vor Hypos und Hypers, mit dem Umstand, dass jeder Genuss wie Essen, Trinken, Sport, Theaterbesuch und alles andere stets unter dem Aspekt gesehen wird: Wie hoch bin ich, bin ich nicht zu hoch, bin

ich nicht zu nieder, weil ich sonst einen Hypo bekomme. Diabetikerverbände und Zeitschriften wollen uns und allen Gesunden sagen, dass wir „normal" sind, dass wir wie alle anderen unsere Arbeit leisten können. Gleich zu sein ist in unserem Interesse als Diabetiker, da uns sonst Diskriminierung in der Öffentlichkeit und am Arbeitsplatz drohen. Natürlich können wir normal leben und arbeiten, aber zum Preis, nicht immer messen und spritzen zu können, wann wir sollen, durch Stress Folgeschäden zu bekommen und dann trotzdem als Kranker frühzeitig aus dem Arbeitsleben auszuscheiden. Oder seine Krankheit wie ein Süchtiger verheimlichen zu müssen, um nicht als chronisch krank und weniger arbeitsfähig zu gelten.
Ein wichtiger Teil dieser „Normalität" ist es zu funktionieren, nicht bei einer Besprechung einen Hypo zu bekommen, nicht eine Theateraufführung verlassen zu müssen, um auf die Toilette zu eilen. Um zu funktionieren, brauchen wir eine gute Blutzuckereinstellung. Diese bekommen wir nach der Erstmanifestation aus dem Spital mit oder aus einer Reha-Klinik, in der wir neu eingestellt werden. Leider überleben diese Einstellungen, die in Ruhe vorgenommen werden, meist nicht die hektischen ersten Tage im wirklichen Leben und wir sind gezwungen, unsere Einstellung selbst neu zu definieren.
Dabei ist es ganz einfach: Eine bestimmte Anzahl von gegessenen Broteinheiten brauchen bestimmte Mengen an Insulin unter Berechnung von Einflüssen wie Sport, Stress, Nahrungszusammensetzung usw. Wie das im Detail funktioniert, wie man erkennt, an welcher Schraube man mit welchem Resultat zu drehen hat, ist der Gegenstand dieses Buches. Neben der körperlichen Seite als Basis der Einstellung bin ich auch zur Überzeugung gelangt, dass die psychische Bewältigung des Diabetes eine wesentliche Rolle dabei spielt, wie hoch der HbA1c sein wird. Daher wurden auch Kapitel zu diesem Thema neben einigen praktischen Tipps für den Alltag hinzugefügt.
Die Verfasser dieses Buches sind neben mir als seit 20 Jahren vom Diabetes Typ 1 Betroffenem Erwin Holub, Diabetes-Berater der Rehabilitationsanstalt Alland, und Dr. Andreas Woitzuck, Psychotherapeut und Psychiater. Wichtige Tipps zum Thema „Ernährung" wurden von Dagmar Preis, Diätologin in der SKA Alland zur Verfügung gestellt. Medizinisch und wissenschaftlich überwacht wurde das Vorhaben vom medizinischen Leiter der Rehabilitationsanstalt Alland, Univ.-Prof. Prim. Dr. Mario Francesconi, der sicherstellte, dass die neusten Erkenntnisse der Diabetologie in dieses Buch eingeflossen sind. Das Manuskript wurde von Ursula Hobinger, DGKS und

diplomierte Diabetesberaterin wissenschaftlich lektoriert. Wir hoffen, dass dieses Buch Ihnen ein Instrument in die Hand gibt, sich Ihrem Diabetes zu stellen und sich dieser Krankheit jederzeit anpassen zu können. Dennoch wollen alle Autoren darauf hinweisen, dass dieses Buch eine ärztliche Behandlung beziehungsweise beim Auftreten von größeren körperlichen, diabetischen und psychischen Problemen einen ärztlichen Beistand nicht ersetzt.

Mödling, im Sommer 2008

Dr. Reinhard Pohanka

Diabetes Grundlagen

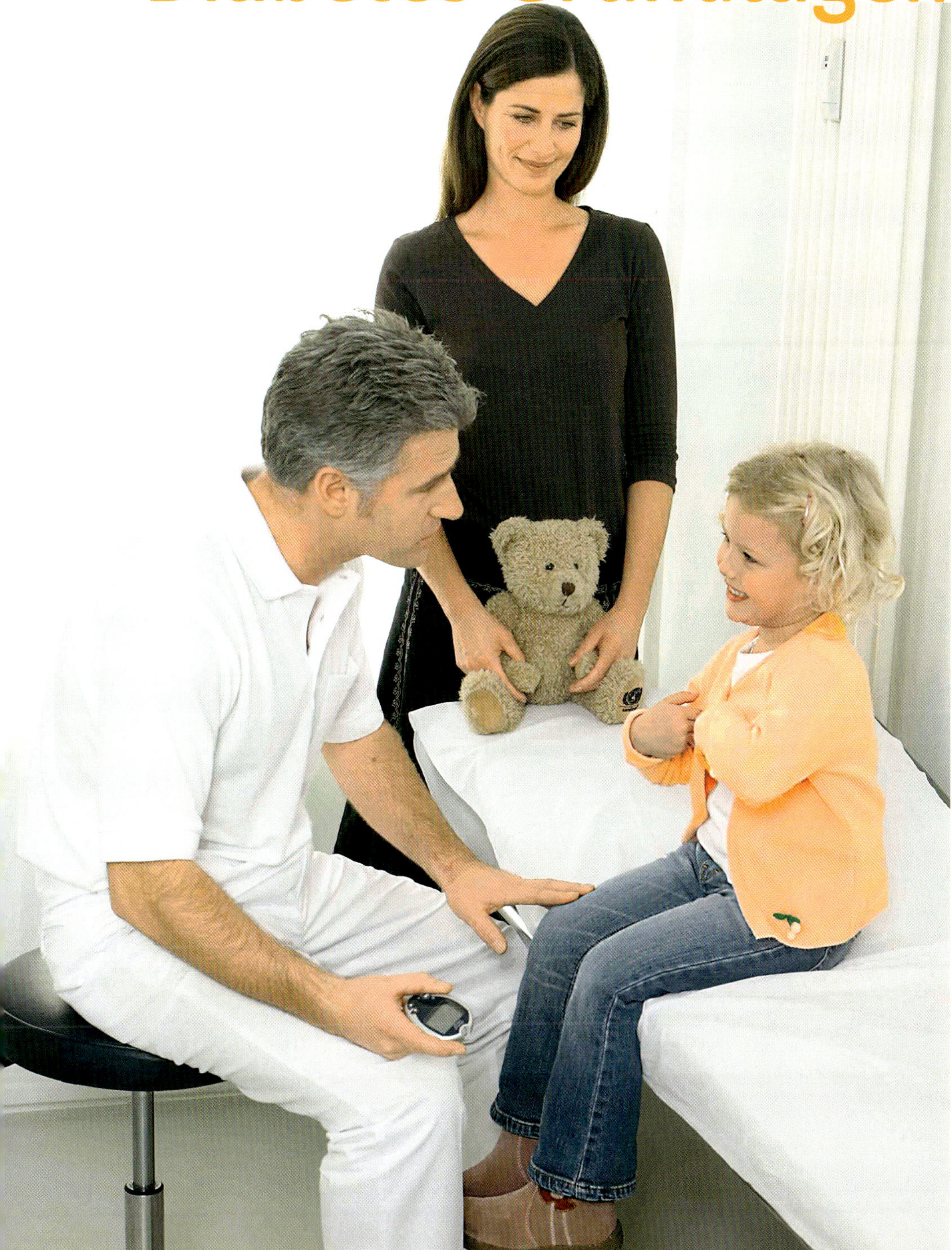

Einige Zahlen vorab

Fast jeder kennt jemanden, der unter Diabetes, volkstümlich „Zuckerkrankheit" genannt, leidet. Man schätzt, dass in der Europäischen Union fünf bis sieben Prozent der Bevölkerung, das sind 22 bis 27 Millionen Menschen, von dieser Krankheit, ein lebenslanges, unheilbares Leiden, betroffen sind. Weltweit spricht man von 150 Millionen Diabetesfällen, eine Zahl, die sich bis 2030 verdoppeln wird. Von diesen 150 Millionen sind 700.000 Diabetiker vom Typ 1, darunter etwa 500.000 Kinder und Jugendliche. Diabetiker Typ 1 sind „insulinpflichtig", das heißt, sie müssen ständig mit Insulin versorgt und behandelt werden.
Alle anderen Fälle sind überwiegend Diabetiker Typ 2, eine Krankheit, deren Anstieg derzeit rasant ist. Diabetes Typ 2 ist zu einer weltweiten Volkskrankheit geworden, verursacht durch genetische Disposition, falsche Ernährung, Bewegungsmangel und Übergewicht. Fünf Prozent der Bevölkerung in den Industrieländern sind vom Diabetes Typ 2 betroffen. Davon wurde bei 100 Millionen Menschen die Krankheit bereits erkannt, 50 bis 70 Millionen Menschen haben Diabetes, wissen es aber noch nicht. Sie befinden sich damit in Lebensgefahr und jeder Tag, an dem sie nicht ausreichend behandelt werden, lässt ihre Lebenserwartung sinken. Jedes Jahr werden 65.000 neue Fälle erkannt. Besonders dramatisch ist der Anstieg stark übergewichtiger zuckerkranker Kinder in den Industriestaaten.

Was ist Diabetes?

Diabetes ist eine Störung des Stoffwechsels – des Vorganges, wie unser Körper verdaute Nahrung in Energie umwandelt. Ein Teil unserer Nahrung, die Kohlenhydrate, die in Zucker, Brot und Getreideprodukten, aber auch in Früchten und Gemüsen vorkommen, wird im Körper durch die Verdauung in Glukose (Traubenzucker) zerlegt. Über die Darmwand gelangt die Glukose in den Blutkreislauf und damit in den gesamten Körper. Glukose ist jene Form von Zucker, die sich im Blut findet, und einer wichtigsten Energielieferanten

für unseren Körper. Glukose versorgt die Zellen mit Energie. Damit aber die Glukose in die Zellen gelangt, braucht es Insulin, ein Hormon, das in den Beta-Zellen der Langerhans'schen Inseln der Bauchspeicheldrüse (Pankreas) produziert wird (oder werden sollte) und das die Zellen für den Zucker gleichsam öffnet. Die Bauchspeicheldrüse (Pankreas) ist eine große Drüse, die etwa in der Mitte des Körpers hinter dem Magen liegt.
Beim gesunden Menschen produziert die Bauchspeicheldrüse beim Essen automatisch genau die richtige Menge Insulin, um die Glukose in unsere Zellen zu befördern. Bei Diabetikern produziert sie entweder gar kein oder zu wenig Insulin (Typ 1) oder die Organe reagieren nicht in der richtigen Art und Weise auf das produzierte Insulin (Insulinresistenz bei Typ 2). Dadurch steigt der Glukosespiegel im Blut an, der überschüssige Zucker gelangt durch die Nieren in den Urin und verlässt mit diesem den Körper. Dadurch verliert der Körper seine Hauptquelle an Energie, obwohl im Blut genügend Glukose vorhanden wäre. Man könnte sagen, ein Mensch mit einem nicht behandelten Diabetes verhungert selbst vor vollen Schüsseln.
Die Krankheit, Diabetes mellitus, das „honigsüße Hindurchfließen", hat von diesem Symptom seinen Namen bekommen. In der Vergangenheit stellte man die Diagnose des Diabetes durch die Süße des Harns fest.

Welche Typen von Diabetes gibt es?

Lange Zeit hat man den Diabetes in zwei Typen mit römischen Zahlen benannt beziehungsweise eingeteilt. Typ I, der nur bei Kindern und Jugendlichen auftritt und den man mit Insulininjektionen und Diät behandelt, und Typ II, der im Erwachsenenalter auftritt und mit Diät und Tabletten, die später durch Insulininjektionen ersetzt werden, behandelt wird.
Seit 1997 wird Diabetes nach einer Empfehlung der WHO in vier Typen mit mehreren Untertypen eingeteilt. Die Typen werden mit arabischen Zahlen bezeichnet, um Verwechslungen zu vermeiden.

- Zum Typ 1 gehören alle Diabetestypen mit Insulinmangel, bedingt durch immunologische Zerstörung der Beta-Zellen, das heißt, der Körper produziert fast kein Insulin mehr.

- Zum Typ 2 gehören die Diabetesarten mit Insulinresistenz und zusätzlich Insulinausschüttungsfehlern. Der ehemals so genannte „Altersdiabetes", ist gekennzeichnet von Insulinresistenz, anfänglicher und späterer Insulinüberproduktion und Insulinmangel durch Sekretionsstörungen. Eine frühere Unterscheidung von Typ 2a für Normalgewichtige und Typ 2b für Übergewichtige ist nicht mehr gebräuchlich.
- Diabetes als Symptom anderer Drüsenerkrankungen wie zum Beispiel Morbus Cushing, Akromegalie u.a.
- Diabetes verursacht durch Medikamente
- Schwangerschaftsdiabetes (Gestations-Diabetes). Ursache dafür ist die Sekretion verschiedener Substanzen aus der Plazenta (Mutterkuchen) wie Hormone und so genannte Zytokine, welche die Insulinresistenz erhöhen. Etwa drei bis acht Prozent der schwangeren Frauen erkranken an Schwangerschaftsdiabetes bei einer hohen Dunkelziffer.

Diabetes Typ 1

Diabetes Typ 1 ist eine Autoimmunerkrankung. Diese entsteht, wenn sich das Immunsystem, das für die Abwehr von Infektionen zuständig ist, gegen den eigenen Körper wendet. Beim Diabetes Typ 1 greift das Immunsystem die insulinproduzierenden Beta-Zellen in der Bauchspeicheldrüse an und zerstört sie. Die Insulinproduktion kommt damit zum Erliegen. Ein Diabetiker Typ 1 muss daher seinem Körper stets Insulin zuführen, um am Leben zu bleiben. Insulin ist chemisch gesehen ein Eiweiß, eine Verbindung mehrerer Aminosäuren, das bei oraler Zufuhr mittels Tabletten verdaut werden würde. Die einzige Möglichkeit, das Insulin sicher in der richtigen Dosierung in den Körper zu bringen, ist daher mittels Injektion.
Versuche mit Sprays, um Insulin über die Nasenschleimhäute zuzuführen, sind wie Versuche mit inhalierbarem Insulin zwar im Gange, haben bis heute allerdings keine gut verwertbaren Ergebnisse gebracht.
Zur Zeit ist der Prozess, der dazu führt, dass der Körper eigene Zellen angreift und zerstört, mithin also versucht, sich damit selbst zu zerstören, nicht ausreichend erforscht. Man nimmt an, dass genetische und Umweltfaktoren oder Viren beteiligt sind. Forschungen lassen vermuten, dass genetische Veränderungen an Chromosomen schuld sein könnten. Das Immunsystem braucht bestimmte Informationen, zumeist Proteine, um körpereigene von körper-

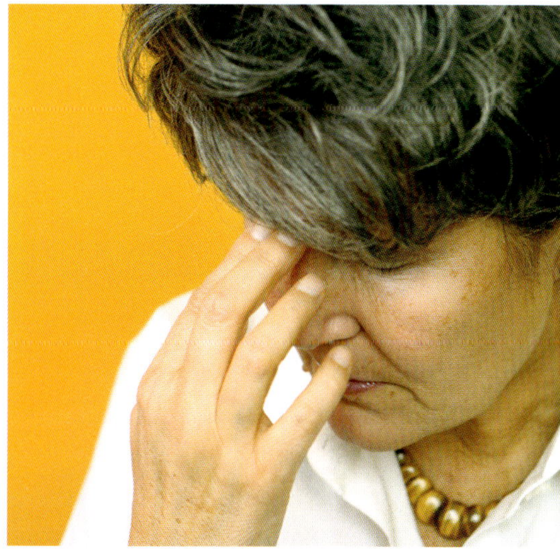

fremden Zellen, wie etwa Bakterien, zu unterscheiden. Bestimmte Gene beginnen durch Mutation mit der Produktion von Eiweißkörpern, die sich auf die Beta-Zellen setzen, worauf das Immunsystem sie für fremde Zellen ansieht und vernichtet. Damit wird der Diabetes ausgelöst. Es könnte sein, dass dieser Vorgang bereits in frühester Kindheit beginnt, aber erst erkannt wird, wenn 80 bis 90 Prozent der Beta-Zellen zerstört sind und sich der Diabetes als Krankheit manifestiert. Es können also beim Diabetes Typ 1 in der Anfangszeit durchaus noch Insulin produzierende Zellen vorhanden sein.

Diabetes Typ 1 ist in Europa nur für 0,5 Prozent der Diabetesfälle verantwortlich. Zumeist tritt er bei Kindern, Jugendlichen und jungen Erwachsenen bis zum 30. Lebensjahr auf, er kann aber auch in anderen Altersstufen vorkommen.

Die Symptome des Diabetes Typ 1 zeigen sich in der Regel erst kurz vor Ausbruch (Manifestation) der Krankheit, obwohl die Zerstörung der Beta-Zellen bereits Jahre vorher beginnt. Zumeist beginnt die Person unter unbändigem Durst zu leiden und gibt große Mengen an Urin von sich, verliert rasch an Gewicht, leidet stets an Hunger, sieht die Welt nur noch verschwommen und ist ständig extrem müde. Die Ausscheidung von Spurenelementen wie Magnesium führt zu Wadenkrämpfen. Wird die Krankheit nicht erkannt und sofort mit Insulin behandelt, kann der Zustand in ein lebensbedrohendes diabetisches Koma (diabetische Ketoazidose) übergehen.

Verursacht wird dies dadurch, dass Glukose nicht mehr in Gewebe und Zellen aufgenommen werden kann und sich daher im Blut anreichert. Man könnte sagen, es fehlt das Insulin als Schlüssel, um die Zellen aufzuschließen und die Glukose hineinzulassen. In einer Gegenreaktion beginnt die Leber, die im Zuckerstoffwechsel eine wichtige Rolle spielt, mit der Überproduktion von Zucker und kann davon bis zu einem halben Kilo am Tag zusätzlich produzieren, der ins Blut gelangt. Das Körperfett, das in Fettzellen gespeichert ist, wird vermehrt abgebaut und reichert das Blut mit Fettsäuren an. Diese können nicht mehr auf dem üblichen Weg abgebaut werden, sondern werden zu Ketonkörpern verarbeitet und finden sich als Azeton (Geruch nach überreifem Obst) in der Atemluft wieder. All dies führt zu einer Übersäuerung des Blutes (Ketoazidose).

Als Ergebnis wird ein Teil der Glukose über große Mengen an Harn ausgeschieden, was zum Austrocknen des Körpers und zu extremem Durst führt. Der Brechungsindex des Glaskörpers und der Linse im Auge ändert sich und die Welt wird nur noch verschwommen gesehen. Erbrechen, Bauch- und Kopfschmerzen sowie Konzentrationsstörungen sind nicht selten.

► **Die Behandlung des Diabetes Typ 1 ist im Grunde genommen einfach: Man führt dem Körper ausreichende Mengen Insulin zu. Kompliziert ist dabei nur die Frage, wann und wie viel man an Insulin dem Körper zuzuführen hat – der Gegenstand dieses Buches.**

Diabetes Typ 2

Diabetes Typ 2 ist die häufigste vorkommende Form des Diabetes. Etwa 95 Prozent der Diabetiker gehören zu diesem Typ. Da er in der Vergangenheit zumeist bei alten Menschen diagnostiziert wurde, ist er auch als „Alterszucker" oder „Altersdiabetes" bekannt. Diese Form des Diabetes hängt oft mit höherem Alter, Übergewicht, einer diabetischen Familiengeschichte, einem ehemaligen Schwangerschaftsdiabetes, Bewegungsmangel und in manchen Kontinenten auch mit der ethnischen Zugehörigkeit zusammen. Etwa 80 Prozent der Menschen mit Diabetes Typ 2 sind übergewichtig. Mit diesem Übergewicht verbunden findet sich häufig eine Insulinresistenz, die abgelesen werden kann an den Zeichen des Metabolischen Syndroms wie Diabetes mellitus, Fettstoffwechselstörungen und Bluthochdruck.

Diabetes Typ 2 betrifft in den letzten Jahren immer öfter stark übergewichtige Kinder und junge Erwachsene. Wird die Krankheit erkannt, so produziert die Bauchspeicheldrüse meist noch Insulin, aber Körper und Zellen können dieses Insulin nicht nutzen, es kommt zur Insulinresistenz. Wodurch diese ausgelöst wird, ist noch unbekannt. Vermutlich spielen genetische Faktoren, aber auch Bewegungsmangel und Fettleibigkeit (Adipositas) eine Rolle.

Nach einigen Jahren sinkt die noch vorhandene Insulinproduktion bei Typ-2-Diabetiker weiter ab. Das Resultat ist dasselbe wie beim Typ-1-Diabetiker, Glukose verbleibt in vermehrten Maß im Blut und kann nicht mehr als Ener-

gielieferant genutzt werden. Allerdings entwickeln sich diese Symptome nur langsam und nicht so plötzlich und dramatisch wie beim Typ-1-Diabetiker. Die wichtigsten Krankheitszeichen sind ständige Müdigkeit, häufiges Urinieren, vermehrt Hunger und Durst, zudem ist die Wundheilung, besonders an den Füßen, verlangsamt.
Die Behandlung umfasst zunächst Diät und Bewegung zur Gewichtsreduktion und um die Zellen wieder für das Insulin zu sensibilisieren. Dazu werden Medikamente verabreicht, welche die Insulinproduktion in der Bauchspeicheldrüse anregen sollen. Wirken diese nicht mehr, so muss auch der Typ-2-Diabetiker auf das Spritzen von Insulin umgestellt werden.

LADA-Diabetes

Der LADA-Diabetes ist eine neu erkannte Kategorie des Diabetes Typ 1. LADA steht für „Latent Autoimmune Diabetes with onset in Adults", das heißt, es handelt sich um eine Diabetesart, die bei Erwachsenen auftritt. LADA-Diabetes tritt in der Regel ab dem 40. Lebensjahr auf und ist durch einen schleichenderem Verlauf als Diabetes Typ 1 gekennzeichnet. Betroffen sind nicht nur übergewichtige Personen, sondern häufig auch Menschen mit Normalgewicht.
Bei der Blutuntersuchung finden sich beim LADA-Diabetes, ähnlich wie beim Typ-1-Diabetes, Antikörper im Serum und die Insulinproduktion durch die Bauchspeicheldrüse ist eingeschränkt. Bei LADA-Patienten sprechen häufig Diät und Tabletten schon nach wenigen Monaten nicht mehr an, so dass eine Insulinbehandlung erforderlich wird. Eine Heilung des LADA-Diabetes ist nach dem heutigen Stand der Forschung nicht möglich.

MODY-Diabetes

MODY-Diabetes, „maturity-onset diabetes in the young", ist eine Sonderform der Zuckerkrankheit. Das Krankheitsbild des MODY-Diabetes tritt bevorzugt bei Kindern und Jugendlichen auf und entwickelt sich bis etwa zum 25. Lebensjahr. Das Gewicht der Betroffenen ist dabei normal. Von allen Diabetikern leiden etwa sieben Prozent unter einem MODY-Diabetes.
Ursache für seine Entstehung ist eine Mutation in jenen Genen, die für den Glukosestoffwechsel zuständig sind. Dabei wird die Sekretion des Insulins

behindert. Durch eine Genuntersuchung lässt sich die Erkrankung feststellen und von anderen Diabetestypen abgrenzen. Bei MODY-Diabetes findet man keine Insulinautoantikörper im Blut, die Körperzellen sprechen normal auf Insulin an. Als Therapie reicht es meistens aus, dass die an MODY-Diabetes Leidenden nach einer gezielten Diät leben und sich viel bewegen.

Remissionsphase

Die Remissionsphase ist keine eigene Diabetesart, sondern ein vorübergehender Zustand nach der Manifestation als Typ-1-Diabetiker. Es kann dabei dazu kommen, dass der Insulinbedarf deutlich abnimmt und der Patient längere Zeit kein Insulin benötigt. Der Grund dafür ist, dass sich durch die einsetzende Insulinbehandlung die noch vorhandenen Beta-Inselzellen wieder erholt haben und noch für kurze Zeit arbeiten. Dieser „Honeymoon" geht aber nach einigen Wochen oder Monaten zu Ende und man muss die Insulingaben wieder anheben.

Diagnose des Diabetes

Typische Symptome bei Diabetes Typ 1 und Typ 2

Welche Symptome bei Diabetes auftreten, hängt vom Grad des Insulinmangels und den damit verbundenen Stoffwechselstörungen ab. Die wichtigsten Symptome zur Erkennung eines Diabetes sind:

- starker Durst,
- vermehrtes Wasserlassen,
- Müdigkeit und Leistungsabfall,
- schnelle, unerklärbare Gewichtsabnahme,
- Heißhunger und Fressattacken,
- Neigung zu Infektionen,
- schlecht heilende Wunden,
- Wadenkrämpfe,

- Sehstörungen,
- Juckreiz,
- Potenzstörungen und Libiodoverlust,
- Azetongeruch in der Atemluft.

Anfänglich können beim Diabetes Typ 2 diese Beschwerden völlig fehlen, sodass die Diagnose oft zufällig erfolgt. Insgesamt entwickelt sich der Diabetes Typ 2 eher schleichend und oft werden die Symptome lange Zeit übersehen. Bei der Diagnose können dann schon Folgeschäden an Herz, Nerven, Niere oder Augen vorhanden sein.
Im Gegensatz dazu beginnt der Diabetes Typ 1 plötzlich und heftig mit deutlichem Gewichtsverlust, häufigem Wasserlassen und starkem Durst. Ohne Behandlung mit Insulin kann sich rasch eine Stoffwechselentgleisung bis hin zum diabetischen Koma entwickeln.

Medizinische Diagnose

Um Diabetes festzustellen, wird der Blutzucker gemessen. Dabei kann die Messung im venösen Blutplasma (Plasmaglukose) oder Vollblut (Vollblutglukose) erfolgen. Die Angaben im Folgenden beziehen sich auf die Messung im venösen Plasma. ► **Die Diagnose Diabetes ist eindeutig, wenn der Gelegenheitsblutzucker 200 mg/dl (11,1 mmol/l) oder mehr beträgt und der Nüchternblutzucker bei zweimaliger Testung 126 mg/dl (7,0 mmol/l) oder mehr beträgt.**

Oraler Glukosetoleranztest (OGTT): Bei diesem Test sollte der Betroffene seit zehn Stunden nüchtern sein und sich zuvor mindestens drei Tage lang kohlenhydratreich ernährt haben.
Es wird eine standardisierte Trinklösung mit 75 g Glukose verabreicht, die innerhalb von fünf Minuten getrunken werden sollte. Zu Beginn und nach 120 Minuten wird Blut abgenommen und der Blutzucker bestimmt. Die Diagnose Diabetes ist eindeutig, wenn der Zwei-Stunden-Wert 200 mg/dl (11,1 mmol/l) oder mehr beträgt. Liegt der Zwei-Stunden-Wert zwischen 140 und 200 mg/dl (7,8 mmol/l bis 11,1 mmol/l), dann spricht man von einer „gestörten Glukosetoleranz“.

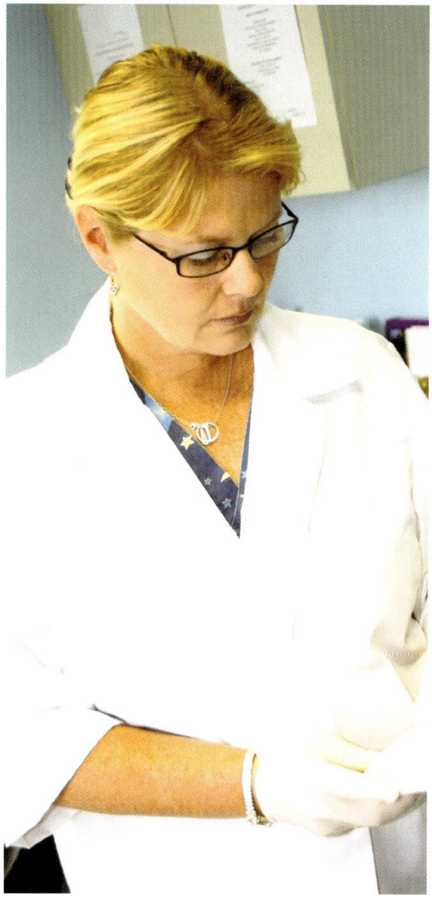

Verschiedene körperliche Faktoren (Diät, Herzinfarkt, fieberhafter Infekt, längere Bettruhe) sowie einige Medikamente können den Test stören und zu nicht richtig interpretierbaren Blutzuckerwerten führen.

Urin-Untersuchung: Ab einem Blutzuckerwert von 160 bis 180 mg/dl (Nierenschwelle) scheidet die Niere Zucker mit dem Urin aus. Dieser kann mit einem Teststreifen nachgewiesen werden. Bei fortgeschrittener Nierenschädigung kann jedoch die Nierenschwelle erhöht sein, sodass selbst bei sehr hohen Blutzuckerwerten keine Glukose im Urin ausgeschieden wird. Daher ist die Urinuntersuchung zur Diagnose eines Diabetes ungeeignet. Der Nachweis von Azeton im Urin (so genannte „Ketonurie") kann auf eine bereits eingetretene Stoffwechselentgleisung hinweisen.

Antikörpertest: Mit einfachen Bluttests kann bei Personen mit erhöhtem Risiko für Diabetes Typ 1 festgestellt werden, ob Antikörper (Inselzell-Antikörper, Insulin-Autoantikörper, GAD- und IA2-Antikörper) vorhanden sind. Aufgrund der Anzahl und Konzentration der Antikörper kann das Risiko, an einem Diabetes Typ 1 zu erkranken, beurteilt werden.
Interessant ist ein solcher Test für Kinder und Geschwister von Typ-1-Diabetikern, aber auch in Fällen, in denen nicht klar ist, ob es sich um einen Diabetes Typ 1 oder Typ 2 handelt. Auch bei dem spät einsetzenden Diabetes Typ 1 bei 50- bis 70-jährigen Menschen kann ein solcher Antikörpertest die Diagnose LADA-Diabetes ermöglichen.

Was passiert, wenn man Diabetes nicht richtig behandelt?

Diabetes ist eine gefürchtete Erkrankung. Sie verkompliziert nicht nur das Leben, sondern sie ist ein Tod auf Raten, egal, ob man dagegen arbeitet oder nicht. Der Todeszeitpunkt lässt sich allerdings durch eine gute, fast normale („normoglykämische") Blutzuckereinstellung hinausschieben. Das Problem dabei ist, dass man in unserer modernen Gesellschaft und bei guter medizinischer Versorgung kaum am Diabetes selbst, sehr wohl aber an durch ihn ausgelöste „Folgeerkrankungen" sterben kann.

► **Halten Sie Ihren Blutzucker zwischen 70 und 180 mg/dl und Ihren HbA1c unter 6,5 Prozent und Sie werden von Spätfolgen verschont bleiben.**

Diabetes ist eine heimtückische, weil schmerzlose Erkrankung. Bemerkbar macht sie sich nur bei zu niederem (Hypoglykämie) oder zu hohem Blutzucker (Hyperglykämie, Ketoazidose). Bleibt der Blutzucker in einem Rahmen von 70 bis 250 mg/dl, so ist die Krankheit kaum spürbar. Ganz im Gegenteil, bei erhöhten Werten und unter bestimmten Umständen empfinden sich Diabetiker manchmal als besonders energievoll und gut aufgelegt. Dennoch beginnen bei permanent hohen Blutzuckerwerten Veränderungen im Körper, wobei zunächst Nerven und kleine Blutgefäße betroffen sind. Zu verhindern ist dies nur mit einer durchgehenden Behandlung und einer fast normoglykämischen Blutzuckereinstellung.

Einige Symptome, die auf Erkrankungen an diabetischen Spätfolgen hinweisen können sind

- **Diabetische Retinopathie:** Verlust an Sehkraft;
- **Nephropathie (Nierenversagen):** Schwellungen in den Füßen und Beinen, fortschreitend sich über den ganzen Körper ausbreitend, dazu steigender Blutdruck;
- **Sensomotorische Neuropathie:** stechender, brennender, Schmerz in den Füßen und Händen, Taubheit von Gliedmaßen, ziehen in den Hand- und Fußmuskeln, Schmerzen, wenn die Füße zugedeckt sind;
- **Autonome Neuropathie:** zu viel oder zu wenig Schwitzen, Probleme beim Urinieren mit Verlust des Gefühls für die Blase, Verlust der Hypowahrnehmung, sich entwickelnde sexuelle Probleme, Benommenheit, Ohnmachten;

- **Diabetischer Fuß:** warme, rosige, trockene Haut, Hornhautschwielen an Stellen großer Druckbelastung, Hautrisse und Nagelpilze, Fußverformungen (Hammerzehen, Krallenzehen, Senkfuß, Spreizfuß), Taubheitsgefühl, Missempfindungen, vermindertes Schmerz-, Kälte- und Wärmeempfinden. Schmerzen oder Brennen besonders nachts, Linderung durch Umhergehen;
- **Diabetische Hautveränderungen:** schuppige Haut, Haut- und Nagelpilze, Flecken.

► **Sollten Sie als Diabetiker eines oder mehrere dieser Symptome bei sich vermuten oder feststellen, suchen Sie unverzüglich Ihren Arzt auf.**

Behandlungsformen

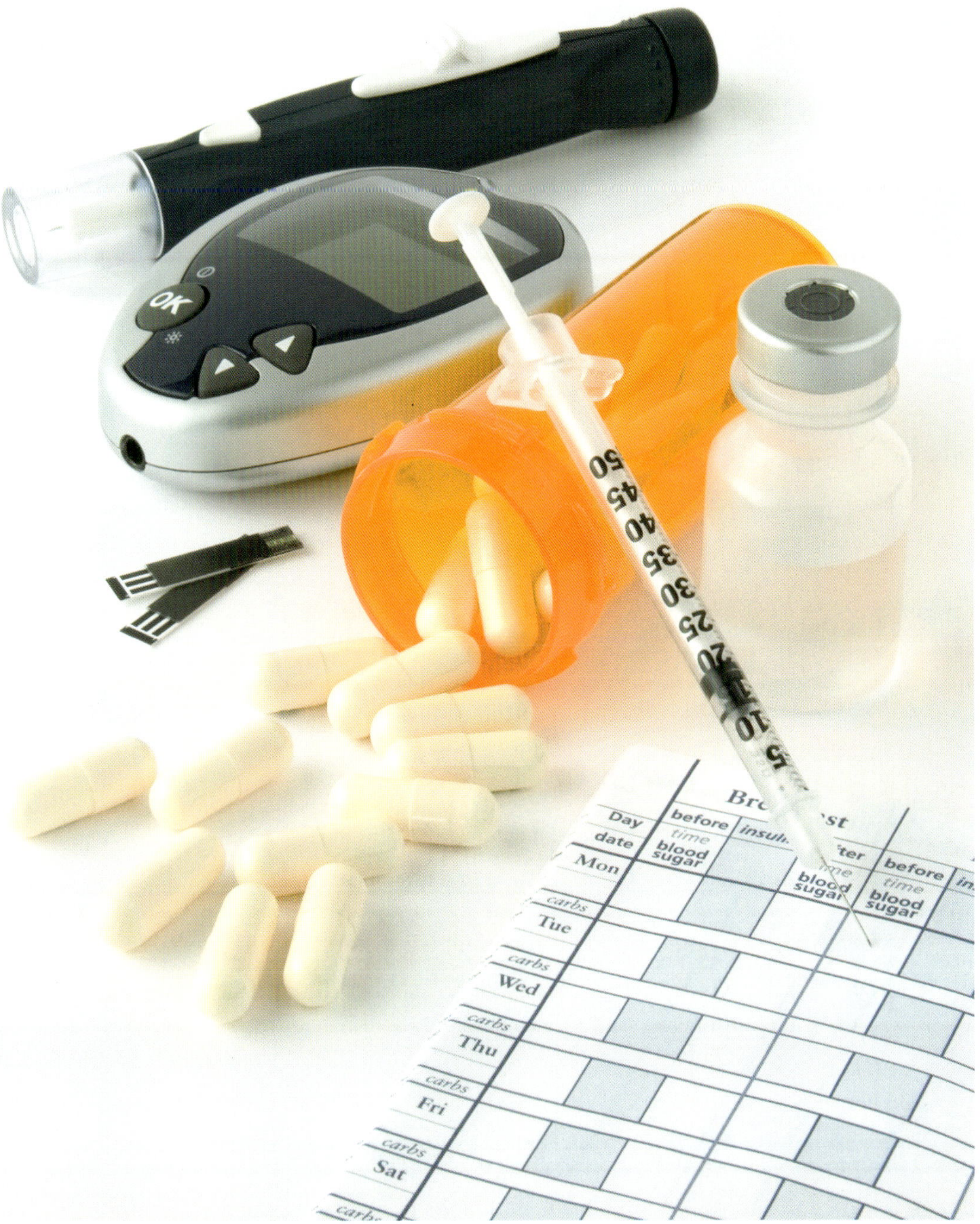

Diabetestherapie mit Insulin

Therapie beim Diabetes Typ 1

Beim Diabetes Typ 1 liegt ein weitgehender Insulinmangel vor. Die Insulinbehandlung muss daher sofort im Anschluss an die Diagnose des Diabetes beginnen. Eine Behandlung mit Tabletten wäre unsinnig, da sie auf eine Insulinausschüttung der Beta-Inselzellen zielen, die aber beim Diabetes Typ 1 ihre Funktion bereits verloren haben.
Die Therapie mit Insulin wurde in den letzten Jahrzehnten fortlaufend weiterentwickelt. Dennoch ist es auch heute noch nicht möglich, Glukosespitzen, die nach dem Essen auftreten, durch die Gabe von Insulin vollständig zu vermeiden. Dies liegt daran, dass eine gewisse Zeit vergeht, bis das subkutan gespritzte Insulin ins Blut gelangt und dort seine Wirkung entfalten kann.

Medikamentöse Therapie beim Diabetes Typ 2

Typ-2-Diabetiker leiden im Wesentlichen an einer Störung der Insulinwirkung und nicht an einem Insulinmangel. Häufig liegt der Erkrankung eine ungesunde Ernährungsweise, verbunden mit Fettleibigkeit, zugrunde. Zunächst sollte deshalb das Körpergewicht reduziert werden. Reichen Änderungen der Essgewohnheiten und mehr körperliche Bewegung nicht aus, um den Blutzuckerspiegel zu senken, ist beim Typ-2-Diabetiker eine Therapie mit Tabletten erforderlich. Dabei sind Medikamentenarten mit verschiedenen Wirkmechanismen zu unterscheiden.

- **Sulfonylharnstoffe und Glinide:** Sie führen zu einer Ausschüttung von Insulin aus den Beta-Zellen der Bauchspeicheldrüse und heben den Insulinspiegel an. Häufig sprechen Typ-2-Diabetiker zunächst gut auf eine Therapie mit Sulfonylharnstoffen an. Mit fortschreitender Erkrankung, wenn die Beta-Inselzellen durch die Belastung einer dauerhaft erhöhten Insulinproduktion erschöpft sind, lässt die Wirkung der Medikamente aber nach.
- **Biguanide:** Sie unterdrücken die Glukoseabgabe aus der Leber und erhöhen die Glukoseverwertung in der Muskulatur. Sie gelten heute besonders bei übergewichtigen Typ-2-Diabetikern als „Einstiegspräparate“.

- **Glitazone:** Die Substanzgruppe der Glitazone ist im Jahr 2000 auf den europäischen Markt gekommen, bekannte Vertreter sind Rosiglitazon und Pioglitazon. Weitere Namen für diese Medikamente sind Insulinsensitizer, PPAR-gamma-Liganden oder Thiazolidindione. Rosiglitazon und Pioglitazon vermindern die Insulinresistenz. Das bedeutet, sie verbessern die Insulinwirkung und damit die Glukoseaufnahme in Muskel-, Fett- und Leberzellen, dadurch sinkt der Blutzuckerspiegel. Wegen dieses Wirkmechanismus spricht man auch von „Insulinsensitizern" (Insulin-Empfindlichmachern).
- **Alpha-Glukosidase-Hemmer:** Dies sind Substanzen, die im Darm die Verdauung von Kohlenhydraten und dadurch den Blutzuckeranstieg nach einer Mahlzeit verlangsamen und abflachen. Sie werden als Tabletten eingenommen.
- **DPP-4 Inhibitoren:** Sie hemmen den Abbau zweier regulatorischer Peptide (GLP 1, GIP), welche die Insulinsekretion in Abhängigkeit der Blutzuckerkonzentration stimulieren. Beide Hormone werden nach einer Mahlzeit ausgeschüttet und tragen zu 50 bis 70 Prozent der Insulinsekretion bei. Zusätzlich hemmen sie indirekt die Glukagonsekretation, einem Gegenspieler des Insulins. Sie werden als Tabletten eingenommen.
- **Inkretinanaloga:** Sie sind künstlich erzeugte Peptid-Substanzen, die dem GLP-1 ähnlich sind (Inkretin-Mimetika) oder fast gleich sind (Inkretin-Analoga). Wegen ihrer Eiweißstruktur müssen sie subkutan gespritzt werden. Sie haben chemisch mit Insulin nichts zu tun, eine Dosisanpassung ist nicht notwendig. Sie wirken wie körpereigene Inkretine, aber deutlich intensiver.

Typ-2-Diabetiker müssen mit einer Insulinbehandlung beginnen, wenn eine unbefriedigende diabetische Einstellung unter Ausschöpfung der Möglichkeiten anderer Behandlungen, vorliegt. In einer Übergangsphase kann eine kombinierte Tabletten-Insulintherapie von Vorteil sein. Dies wird etwa zehn Jahre nach Feststellung des Diabetes notwendig. Später wird auf alleinige Insulintherapie umgestellt werden müssen (siehe dazu die ÖDG-Therapieleitlinien der Österreichischen Diabetes Gesellschaft über den Einsatz von Medikamenten unter www.oedg.org).

Medizinische Grundlagen

Als Behandlungsziele für eine gute Diabetestherapie gelten folgende Richtwerte – es sollte

- der Nüchtern- und Blutzuckerwert vor der Mahlzeit zwischen 90 und 120 mg/dl liegen,
- eineinhalb bis zwei Stunden nach der Mahlzeit der Blutzucker nicht höher als 160 mg/dl sein, besser noch 130 mg/dl,
- der Urin glukosefrei,
- kein Azeton im Urin nachweisbar sein,
- keine Unterzuckerungen, Blutzucker stets über 60 mg/dl,
- Körpergewicht, BMI (Body-Mass-Index) und Blutfette im Normbereich,
- HbA1c unter sieben Prozent sein. Dieser Wert informiert über die durchschnittlichen Blutzuckerhöhen der letzten ein bis drei Monate.

► **Das Ziel jeder Diabetestherapie ist die „normnahe Blutzuckereinstellung". Darunter versteht man einen HbA1c-Wert unter sieben Prozent, einen Nüchternblutzucker unter 110 mg/dl und einen Zuckerwert zwei Stunden nach dem Essen nicht über 135 mg/dl.**

Die unterschiedlichen Diabetestherapien

Die heutigen Behandlungsstrategien und Therapieformen bei erkanntem Diabetes ermöglichen den Betroffenen ein fast völlig normales Leben. Es gibt nur noch wenige Berufe oder Freizeitaktivitäten, die mit der Diagnose Diabetes unvereinbar sind. Diabetestherapien gibt es in verschiedensten Formen, sodass sie auf die persönlichen Bedürfnisse des Patienten angepasst werden können.

In der Medizin werden verschiedene Namen für dieselbe Art einer Diabetestherapie verwendet. Man spricht dabei von **NIS** (Nahe Normglykämische Insulinsubstitutionstherapie), **FIT** (Funktionelle Insulintherapie) oder **BASIS-BOLUS-Insulintherapie**. ► **Alle diese Namen bezeichnen dieselbe**

Therapieform, bei welcher der im gesunden Körper natürlich ablaufende Kohlenhydrat-Stoffwechsel mittels gespritztem Insulin beim Diabetiker imitiert wird.

Konventionelle Insulintherapie (CT)

Bei der CT (conventional therapy) spritzt sich der Diabetiker zweimal täglich eine bestimmte Dosis an Mischinsulin. Die Insulindosis ist jeden Tag gleich, morgens größer als abends. Zwei Drittel der Insulindosis wird vor dem Frühstück, ein Drittel vor dem Abendessen gespritzt.
Der Nachteil dabei ist, dass bei der CT Diabetiker nicht frei gewählte Mahlzeiten zu sich nehmen können. Sie müssen ihre Mahlzeiten nach der gespritzten Insulindosis zusammenstellen und sind gezwungen, pünktliche Essenszeiten einzuhalten. Ein solcher Essensplan besteht meist aus drei Haupt- und drei Zwischenmahlzeiten. Durch die regelmäßigen Mahlzeiten wird die kontinuierliche Insulinwirkung abgefangen, sonst besteht das Risiko von Unterzuckerungen. Allerdings besteht die Gefahr, dass Patienten bei der CT leichter an Gewicht zuzunehmen.
Die konventionelle Insulintherapie eignet sich für Typ-2-Diabetiker, bei denen eine Therapie mit Tabletten nicht mehr ausreicht und eine ausreichende Schulung nicht möglich ist.

BASIS-BOLUS-Insulintherapie

Bei der BASIS-BOLUS-Insulintherapie erfolgt eine Aufteilung des Insulinbedarfs in ein Basis(Basal)-Insulin, das dem Körper ohne Nahrungsaufnahme die Erhaltung eines stabilen (normoglykämischen) Blutzuckers sichert. Zu den Mahlzeiten wird ein Bolus-Insulin je nach den aktuellen Blutzuckerwerten und nach der Menge der Kohlenhydrateaufnahme verabreicht. Der Basalinsulinbedarf wird durch eine oder mehrere Injektionen von Verzögerungsinsulin mit langer Wirkdauer, der Bolusbedarf durch ein Alt- oder Normalinsulin, neuerdings auch durch Insulinanaloga mit rascher Wirksamkeit und kurzer Wirkdauer abgedeckt.
Der Vorteil der BASIS-BOLUS-Insulintherapie besteht vor allem darin, dass die BASIS-BOLUS-Insulintherapie einen ganzheitlichen Ansatz bei der Behandlung des Diabetes vertritt. Grundlage dafür ist ein mindestens vier- bis

sechsmaliges selbständiges Messen des Blutzuckers am Tag, eventuell kombiniert mit weiteren Messungen vor, während und nach außergewöhnlichen Belastungen (Sport, Stress, Reisen usw.). Alle erhobenen Werte werden in ein detailliertes Messprotokoll eingetragen, das als Grundlage für die Anpassung der nötigen Insulinmengen dient.

Vorteile der BASIS-BOLUS-Insulintherapie: Die BASIS-BOLUS-Insulintherapie ermöglicht eine variablere Lebensführung als bei anderen Therapien, da sofort Anpassungen an die aktuelle Lebenssituation (Bewegung, Ruhen, Arbeit, Sport usw.) vorgenommen werden können. Durch eine gute Patientenschulung sowie Blutzuckerselbstkontrolle sollte jeder insulinpflichtige Diabetiker in der Lage sein, seinen Diabetes richtig zu behandeln.

Risiken der BASIS-BOLUS-Insulintherapie: Komplikationen können als allergische Reaktionen an der Injektionsstelle entstehen. Der Großteil der Komplikationen entsteht durch unsachgemäße oder falsche Anwendung des Insulins.

- **Unterzuckerung (Hypoglykämie):** Zur Unterzuckerung (Hypoglykämie) kann es kommen, wenn der Diabetiker zu viel Insulin spritzt, zu wenig Kohlenhydrate isst, zu viel Alkohol trinkt oder durch vermehrte Bewegung mehr Energie verbraucht als gewöhnlich. Möglich sind auch Eigenfehler wie falsche Berechnung der Broteinheiten (BE) oder Spritzfehler. Dann fällt der Blutzucker ab; wenn er Werte unter 50 mg/dl erreicht, muss der Diabetiker sofort mit Traubenzucker oder gesüßten Getränken behandelt werden. In schweren Fällen und bei Bewusstlosigkeit kann das den Blutzucker erhöhende Hormon Glukagon gespritzt werden.
- **Überzuckerung (Hyperglykämie):** Als Überzuckerung bezeichnet man Blutzuckerwerte über einem Grenzwert von nüchtern 110 bis 130 mg/dl beziehungsweise 180 mg/dl nach einer Mahlzeit. Hyperglykämien treten auch auf, wenn die Menge an aufgenommenen Kohlenhydraten zu groß und das dafür gespritzte Insulin zu gering war. Ein stark erhöhter Blutzuckerspiegel kann zu einer gefährlichen Stoffwechselentgleisung führen. Beim Typ-1-Diabetiker, der sich Insulin spritzt, kommt es meist zu einer Übersäuerung des Blutes (Ketoazidose). Beim mit Tabletten behandelten Typ-2- Diabetiker führen andauernd hohe Blutzuckerwerte zur Austrocknung des Körpers (hyperosmolares Koma). Beide Formen führen unbehandelt zur Bewusstlosigkeit und können tödlich enden.

- **Ketoazidose:** Bei der Ketoazidose kommt es auf Grund eines Insulinmangels zu stark erhöhten Blutzuckerwerten. Daneben wird vermehrt Fett in Fettsäuren abgebaut und diese wiederum unvollständig in Ketonkörper. Ketonkörper rufen eine Übersäuerung (Azidose) des Körpers hervor, die bis zur Bewusstlosigkeit (Coma diabeticum) führen können. Als erste Krankheitszeichen treten starke Übelkeit mit Erbrechen, Durst, häufiges Wasserlassen, Müdigkeit sowie ein Azetongeruch in der Atemluft (Geruch nach überreifem Obst) auf. Eine auftretende Ketoazidose benötigt sofort eine ärztliche Behandlung mit Insulin und Infusionslösungen.
- **Hyperosmolares Koma:** Dieses Koma ist für Diabetiker Typ 2 ein lebensbedrohender Zustand. Durch extrem hohe Blutzuckerspiegel scheiden die Nieren zu viel Wasser aus, der Körper wird entwässert. Die Folgen können ein Kreislaufzusammenbruch (Schock durch Volumenmangel), Bewusstlosigkeit und Tod sein.

► Zur Beherrschung der BASIS-BOLUS-Insulintherapie sollte der Patient in folgenden Grundlagen geschult sein:

- Wissen über Diabetes,
- Wissen über einen gesunden Lebensstil,
- Blut- und Azetonmessung,
- Abschätzung der Kohlenhydrate in der Nahrung,
- Anpassung seines Insulinbedarfs an seine persönliche Lebensweise,
- Hypo-Wahrnehmung.

Basalunterstützte orale Therapie (BOT)

Sie eignet sich für Typ-2-Diabetiker, denen zusätzlich zur Tablettengabe einmal täglich ein Basalinsulin gespritzt wird.

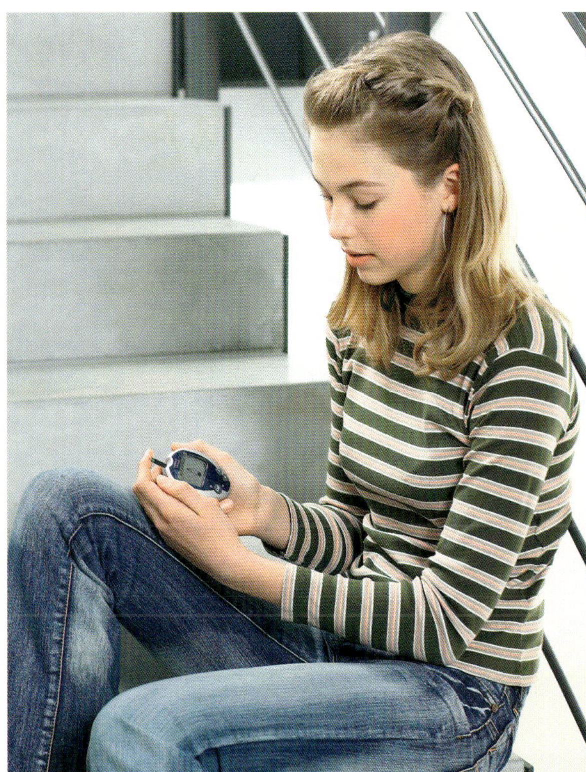

Prandiale Komplementäre Insulintherapie

Bedarfsgerechte Insulinabgaben in geringer Dosis nur vor den Hauptmahlzeiten, das heißt dreimal am Tag, geeignet für noch insulinresistente Typ-2-Diabetiker mit einem Insulindefizit nach den Mahlzeiten. Es kann dafür ein kurz wirksames Insulin oder eine fixe Insulinmischung mit vorzugsweise hohem Anteil an rasch wirksamem Insulin verwendet werden.

Insulinpumpentherapie (CSII)

Bei der CSII (continuous subcutaneous insulin infusion) sorgt eine Pumpe dafür, dass ein kurz wirksames Insulin kontinuierlich über eine Nadel (Kanüle) und einen dünnen Kunststoffschlauch (Katheter) in das Fettgewebe unter die Haut gelangt. Diese Pumpe hat etwa die Größe einer Zigarettenschachtel und wiegt rund 100 Gramm. Der Arzt programmiert die Mengen an Insulin ein, die zur Deckung des Grundbedarfs notwendig sind (Basis). Der Diabetiker misst vor jeder Mahlzeit seinen aktuellen Blutzuckerspiegel und errechnet die für ihn optimale Insulindosis aus dem Blutzuckerwert, der gewünschten Nahrungsmenge und der geplanten körperlichen Aktivität. Per Knopfdruck wird eine dafür bestimme Dosis kurz wirksames Insulin freigesetzt (Bolus). Derzeit arbeiten Wissenschaftler an „intelligenten" Pumpen, die alle Schritte automatisch erledigen. Sie sollen den Blutzuckerspiegel bestimmen, die notwendige Insulindosis berechnen und diese auch spritzen.

Alles über Insulin

In den Beta-Zellen der Langerhans'schen Inseln der Bauchspeicheldrüse (Pankreas) wird das Hormon Insulin gebildet. Gemessen wird Insulin in „Internationalen Einheiten" (I.E.). Bei Gesunden speichert die Bauchspeicheldrüse etwa 150 bis 250 I.E. Insulin, pro Tag werden je nach Bedarf zwischen 20 und 40 I.E. ins Blut abgegeben. Chemisch ist Insulin ein Eiweiß (Protein), das aus 2 Ketten und 51 Aminosäuren, den kleinsten Bausteinen der Eiweiße, aufgebaut ist. Heute verwenden 95 Prozent aller Diabetiker in Deutschland Humaninsulin oder davon abgeleitete Insulinanaloga.

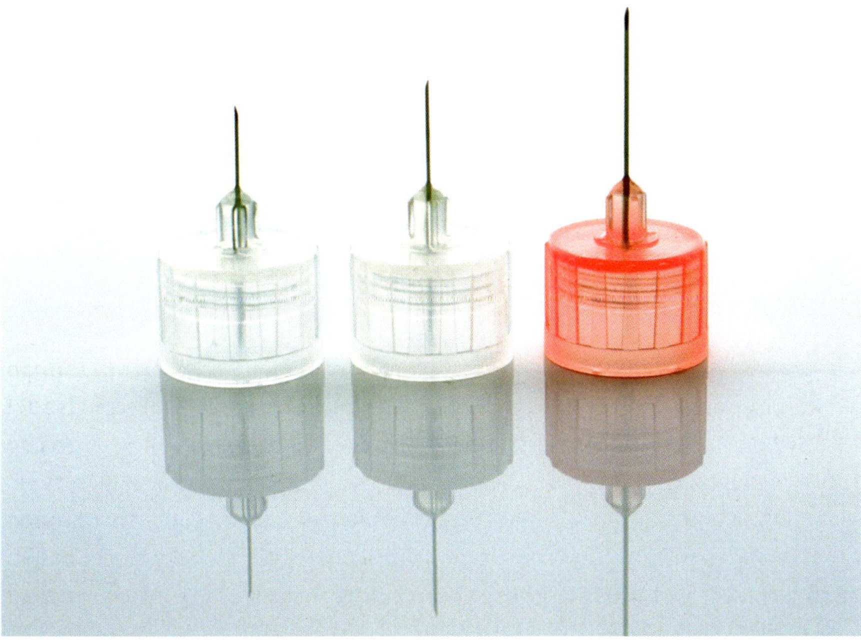

Insulin regelt mit seinem „Gegenspieler", dem Hormon Glukagon, den Zuckerstoffwechsel. Aus der Nahrung werden Kohlenhydrate zu Zucker (Glukose) umgewandelt und ins Blut aufgenommen. Ein hoher Blutzuckerspiegel führt zu einer verstärkten Freisetzung von Insulin aus der Bauchspeicheldrüse. Das Insulin wirkt dann wie ein Schlüssel, der Muskel- und Fettzellen für den Zucker öffnet. Nun kann der Zucker und damit Energie aus dem Blut in die Zellen aufgenommen werden, der Blutzuckerspiegel sinkt. Insulin ist nicht nur verantwortlich für die Aufnahme von Glukose in die Zellen. Hohe Insulinwerte sorgen auch dafür, dass der Körper Vorräte anlegt. So werden durch Insulin verstärkt Zucker, Fett und Eiweißreserven angelegt, der Abbau von vorhandenem Fett wird dagegen erschwert. Wenn der Blutzuckerspiegel wieder niedrig ist, wird die Abgabe von Insulin gebremst und die Ausschüttung von Glukagon gesteigert. Dadurch kann der Körper auf seine Energiereserven zugreifen. Die Leber gibt Zucker an das Blut ab und verhindert damit ein zu starkes Absinken des Blutzuckerspiegels, auch Speicherfett aus den Fettzellen kann jetzt abgebaut werden. Fehlt das Insulin wie beim Diabetes Typ 1 jedoch völlig, kommt es zur Stoffwechselentgleisung.

Insulinarten

Die große Fülle der verschiedenen Insulin-Präparate lässt sich in zwei Hauptgruppen einteilen:

- kurz wirksames Insulin und
- Verzögerungsinsulin.

Bei den kurz wirksamen Insulinen unterscheidet man Normalinsulin (früher Altinsulin genannt) und kurz wirksame Insulinanaloga. Als Verzögerungsinsuline gibt es NPH-Insulin (Neutrales Protamin-Insulin Hagedorn) mit mittlerer Wirkdauer, zinkverzögertes Insulin mit langer Wirkdauer und lang wirksame Insulinanaloga. Zusätzlich gibt es Mischinsuline aus Verzögerungsinsulin und kurz wirksamem Insulin.

Kurz wirksames Insulin hat eine Wirkdauer von zwei bis acht Stunden. Es wird zur Verwertung des Blutzuckers nach den Mahlzeiten eingesetzt. Die BASIS-BOLUS-Insulintherapie, aber auch ICT, CT und CSII-Therapien verwenden kurz wirksames Insulin.
Kurz wirksame Insuline unterscheiden sich darin, wie schnell die Wirkung eintritt und wie lange sie anhält. Dieser Unterschied hängt davon ab, wie schnell das Insulin nach dem Spritzen aus dem Unterhautfettgewebe ins Blut aufgenommen wird. Da die Insuline sich unterschiedlich schnell lösen, braucht jedes eine gewisse Zeit, bis das Insulin im Blut ist und die Wirkung beginnt oder endet. Zusätzlich hängt die Aufnahmegeschwindigkeit von der Durchblutung der Haut und des Unterhautfettgewebes ab, daher nimmt sie bei körperlicher Arbeit, Massage oder einem heißen Bad zu.
Für die Geschwindigkeit des Wirkbeginns und die Wirkdauer ist die richtige Auswahl der Injektionsstelle wichtig. Daher sollte kurz wirksames Insulin bevorzugt in das Unterhautfettgewebe am Bauch gespritzt werden, dort tritt die Wirkung am schnellsten ein. Kurz wirksames Insulin kann auch in die Oberschenkel, den Gesäßbereich oder in Ausnahmen in die Oberarme oder in Muskeln gespritzt werden. In Notfallsituationen (Koma) kann kurz wirksames Insulin auch direkt in die Vene gespritzt werden, diese Anwendung sollte aber nur durch medizinisches Fachpersonal erfolgen.

- **Normalinsulin** (früher als Altinsulin bezeichnet) beginnt nach 30 Minuten zu wirken, der Höhepunkt tritt nach zwei Stunden ein, die Wirkung hält vier bis sechs Stunden an. Produkte: in Österreich *Insulin Actrapid HM*, *Huminsulin normal* (Lilly), *Insuman Rapid*, für Pumpen *Insuman Infusat* (Sanofi Aventis); in Deutschland *Insulin B Braun ratiopharm* (B. Braun/Ratiopharm), *Berlinsulin H Normal* (Berlin Chemie), *Velosulin* (Novo Nordisk). Normalinsulin ist eine klare Lösung von gentechnisch hergestelltem Humaninsulin. Etwa 30 Minuten nach dem Spritzen setzt die Wirkung ein. Daher sollte ein Spritz-Ess-Abstand von 20 bis 30 Minuten eingehalten werden.

- **Kurz wirksame Insulinanaloga** (Insulin Aspart, Insulin Lispro und Insulin glulisin) wirken nach 15 Minuten, das Wirkmaximum wird nach einer Stunde erreicht, die Wirkung hält etwa zwei bis drei Stunden an. Produkte: *Humalog* (Lilly), *Apidra* (Sanofi Aventis), *Novorapid* (Novo Nordisk). Das Einhalten eines Spritz-Ess-Abstandes ist nicht nötig. Kurz wirksame Insulinanaloga können unmittelbar vor oder nach dem Essen angewendet werden.
- **Inhalierbares Insulin**, Produkt: *Exubera* (Pfizer).

Im Januar 2006 hat das erste inhalative Insulin in Europa und den USA die Zulassung erhalten. Das Wirkungsprofil ist dem der kurz wirksamen Insulinanaloga ähnlich. Exubera wurde wegen mangelnder Akzeptanz sowie Dosierproblemen im Herbst 2007 aber wieder vom Markt genommen.

Verzögerungsinsulin hat eine Wirkdauer zwischen 24 und 36 Stunden. Verzögerungsinsuline werden zur Deckung des basalen Insulinbedarfs bei der BASIS-BOLUS-Insulintherapie, bei FIT und NIS und in der konventionellen Insulintherapie, dort vor allem als Mischinsuline, eingesetzt. In der Pumpentherapie finden Verzögerungsinsuline keine Verwendung.
Die verlängerte Wirkdauer der Verzögerungsinsuline kommt durch Zusatzstoffe oder gentechnische Veränderungen zustande. Sie bewirken, dass Verzögerungsinsuline als feine Kristalle im Unterhautfettgewebe deponiert werden, die nur langsam gelöst und ins Blut aufgenommen werden. Eine Ausnahme bildet Insulin Detemir (Produktname: *Levemir*), das rasch ins Blut aufgenommen wird und sich dort an Eiweißstoffe bindet, wodurch es lange im Blut bleibt und eine verzögerte Wirkung hat. Die Aufnahmegeschwindigkeit des Insulins hängt auch von der Durchblutung an der Injektionsstelle ab, daher nimmt sie bei körperlicher Arbeit, Massage oder einem heißen Bad zu.
Verzögerungsinsulin sollte immer unter die Haut (subkutan) und nicht in Venen (intravenös) oder in Muskeln gespritzt werden. Verzögerungsinsulin kann in die Oberschenkel verabreicht werden, dort erfolgt die Freisetzung

langsamer als aus der Bauchdecke. Aber auch Injektionen in die Gesäßregion, Bauchdecke oder Oberarm sind möglich. Grundsätzlich sollte bei der Injektion des gleichen Insulins zur gleichen Tageszeit innerhalb derselben Körperregion die Stelle gewechselt werden. Wählen Sie zum Beispiel jeden Abend vor dem Schlafengehen eine neue Injektionsstelle am Oberschenkel.

- **Verzögerungsinsulin-Analoga mit mittlerer Wirkdauer** beginnen nach ein bis zwei Stunden zu wirken, die maximale Wirkung tritt nach acht bis zehn Stunden ein, die Wirkdauer beträgt 20 Stunden. Insulinname: Insulin Detemir. Produkt: *Insulin Levemir* (Novo Nordisk). Diabetiker, die Probleme mit einem hohen Nüchternblutzucker und nächtlichen Unterzuckerungen haben, profitieren von der Therapie mit Insulin Detemir. Im Gegensatz zu den anderen Verzögerungsinsulinen ist die Wirkung von Insulin Detemir wenig variabel und sehr gut voraussagbar. Insulin Detemir wird je nach Bedarf des Patienten ein- oder zweimal täglich angewendet.
- **Verzögerungsinsulin mit langer Wirkdauer** beginnen nach drei bis vier Stunden zu wirken, die maximale Wirkung tritt nach 8 bis 14 Stunden ein, die Wirkdauer beträgt 20 bis 40 Stunden. Insulinname: Insulin Glargin. Produkte: *Lantus* (Sanofi Aventis). Der Vorteil von Insulin Glargin ist eine sehr langsame und gleichmäßige Insulinfreisetzung. Insulin Glargin sollte einmal täglich zur selben Zeit verabreicht werden. Diabetiker, die Probleme mit einem hohen Nüchternblutzucker und nächtlicher Unterzuckerung haben, profitieren von Insulin Glargin.
- **NPH-Insuline** bestehen aus Normalinsulin mit der Zusatzsubstanz NPH (Neutrales Protamin Hagedorn). Insulin und NPH bilden feine, gleichmäßige Kristalle, die als weiße Suspension verabreicht wird. Diese Suspension muss vor dem Spritzen sorgfältig durchmischt werden, sonst kann versehentlich zu viel oder zu wenig Insulin verabreicht werden. Bei der alleinigen Gabe von NPH-Insulin sollte der Spritz-Ess-Abstand 30 bis 45 Minuten betragen.
- **NPH-Verzögerungsinsuline** beginnen nach ein bis zwei Stunden zu wirken, die maximale Wirkung tritt nach vier bis sechs Stunden ein, die Wirkdauer beträgt acht bis zwölf Stunden. Produkte: *Insulatard* (Novo Nordisk), *Huminsulin basal* (Lilly), *Insuman Basal* (Sanofi Aventis).
- **Mischinsulin** ist ein kurz wirksames Insulin plus NPH-Insulin. Produkte: *Insuman* (Sanofi Aventis), *Mixtard* (Novo Nordisk), *Humalog Mix* (Lilly), *Novomix* (Novo Nordisk). Mischungen aus kurz wirksamem Insulin und

NPH-Insulin werden in der konventionellen Insulintherapie als weiße Suspension fein verteilter Teilchen verwendet. Bei Mischinsulin aus Normalinsulin beträgt der Spritz-Ess-Abstand etwa 30 Minuten, bei Mischinsulin aus kurz wirksamen Insulinanaloga kann unmittelbar vor oder in Ausnahmen auch unmittelbar nach dem Essen das Insulin gespritzt werden.

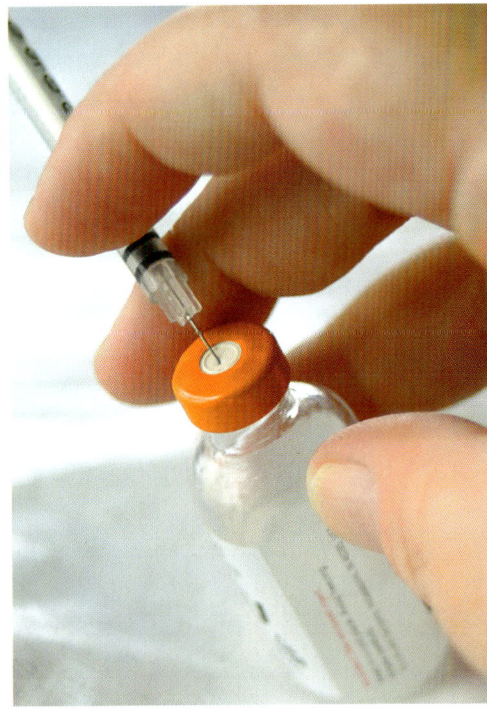

Der Umgang mit Insulin

Wegen der Vielzahl von Insulinpräparaten sollten Sie als Diabetiker über das von Ihnen verwendete Insulin Bescheid wissen. Dazu gehört, dass Sie wissen, wann Sie welches Insulin mit welcher Wirkdauer verwenden müssen. Namen und Herkunft der Insulin-Präparate sollten Sie auswendig kennen. Es ist hilfreich, ein Etikett von einem gebrauchten Insulinfläschchen oder von einer Verpackung abzulösen, in den Diabetiker-Ausweis oder ein Protokollheft zu kleben und immer bei sich zu tragen.

- **Insulin ist empfindlich gegen Hitze, Kälte und Licht.** Insulinvorräte sollten im Kühlschrank bei 2 bis 8 °C aufbewahrt werden. Insulinpräparate, die angebrochen sind und sich in Gebrauch befinden, werden nicht im Kühlschrank, sondern bei Raumtemperatur vor Sonnenlicht geschützt aufbewahrt. Für Reisen gibt es eigene Kühlpacks mit Gelfüllung. Diese werden in kaltes Wasser eingelegt, das Gel füllt sich mit Wasser, später hält die Verdunstungskälte das Insulin für mehrere Tage kühl. Auf keinen Fall darf Insulin eingefroren werden, denn dadurch wird die Wirkung stark vermindert. Damit es nicht einfriert, lagert man Insulin im Kühlschrank nicht direkt am Gefrierfach und in der Kühltasche nicht am Kühlakku. Bei kalten Außentemperaturen (Winterurlaub, Schifahren, Wandern usw.) schützt man Insulin durch Tragen am Körper und nicht in den Außentaschen von Jacke oder Mantel. Bei Temperaturen über 40 °C schwächt sich die Wirkung von Insulin deutlich ab. Daher sollte man Insulin nicht in der Sonne liegen lassen und vor hohen

Temperaturen schützen. Man kann Insulin bei hohen Außentemperaturen in einer Thermoskanne, einer Kühltasche oder in einem Styroporbehälter aufbewahren. Außerdem sollte man Insulin vor Licht schützen und daher in der Verpackung aufbewahren.
Insulin ist nur begrenzt haltbar und sollte nach Ablauf des Verfallsdatums nicht mehr benutzt werden. Geöffnetes Insulin sollte nicht länger als vier Wochen verwendet werden. Wenn im Insulin Klümpchen, Ablagerungen am Glas oder andere Veränderungen zu sehen sind, ist es nicht mehr verwendbar. Da unbrauchbares Insulin nicht immer sein Aussehen verändert, sollten Sie Insulin, von dem Sie wissen, dass es zu warm oder zu kalt geworden ist, nicht mehr benutzen.
Unabhängig von der Haltbarkeit sind manche Insuline klar und andere Insuline weiß und trüb. Die trüben Insuline sind Suspensionen von Insulin und Stoffen, welche die Wirkung verzögern. Diese Insuline müssen vor dem Spritzen gründlich durchmischt werden, indem Sie das Fläschchen oder den Pen mehrmals zwischen den Handflächen rollen und schwenken. Schütteln sollte man Insulin aber nicht, da sich sonst Schaum und Luftbläschen bilden, die bei der Injektion stören. Klare Insuline müssen vor dem Spritzen nicht gemischt werden.

Nebenwirkungen und Komplikationen

Insulin ist allgemein gut verträglich. Dennoch können unerwünschte Wirkungen bei der Therapie mit Insulin auftreten.

Allgemeine Beschwerden: Manche Diabetiker bekommen bei der Ersteinstellung auf Insulin Sehstörungen. Diese Nebenwirkung tritt vor allem zu Therapiebeginn nach einer raschen Besserung der Blutzuckerwerte auf, sie ist harmlos und geht rasch vorüber. Sie hängt mit einem veränderten Quellungszustand der Augenlinse aufgrund der schnellen Änderung der Blutglukosewerte zusammen. Davon unterscheidet sich die diabetische Folgeerkrankung Retinopathie. In seltenen Fällen können sich Ödeme oder Wassereinlagerungen in den Extremitäten bilden. Diese Nebenwirkung tritt zu Therapiebeginn bei einer schnellen Änderung der Blutglukosewerte auf, da die Niere weniger Natrium ausscheidet. Die Beschwerden klingen in der Regel bald wieder ab.

Beschwerden an der Einstichstelle: Durch das Spritzen von Insulin kann es zu Veränderungen im Unterhautfettgewebe kommen. Sowohl eine Lipohypertrophie („Lipo"), eine geschwulstartige Ansammlung von Fettgewebe im Unterhautfett, als auch eine Lipodystrophie, der Schwund von Unterhautfettgewebe mit deutlich sichtbaren Dellen, sind möglich. Veränderungen im Unterhautfettgewebe werden durch einen ungenügenden Wechsel der Injektionsstelle verursacht. Gelegentlich kommt es zu Reizungen an der Einstichstelle, die sich durch Rötungen, Juckreiz, Quaddeln, Schwellungen oder Entzündungen äußern. Diese Reaktionen klingen jedoch schnell wieder ab und verschwinden im Laufe der Behandlung.

Allergien gegen Insulin: Allergien gegen Insulin oder einen Begleitstoff der Insulinlösung sind durch die Verwendung von hoch gereinigtem Insulin selten geworden. Eine Allergie kann sich durch Hautausschlag, Quaddelbildung und Juckreiz äußern. Wenn schwere allergische Reaktionen auftreten, können Hautreizungen am ganzen Körper, Ödeme, Atembeschwerden, Blutdruckabfall oder sogar ein Schock entstehen und lebensbedrohlich sein. Im Fall einer Allergie sollte man zu einem Insulinpräparat mit anderen Begleitstoffen wechseln, selten kann auch eine Behandlung in der Klinik notwendig werden.

Gefährliche Nebenwirkungen – Hypoglykämie und Hyperglykämie: Die einzige ernsthafte Gefährdung der Patienten durch die Insulinbehandlung sind Unterzuckerung (Hypoglykämie) und Überzuckerung (Hyperglykämie), die den Diabetiker in ein gefährliches Koma bringen können. Die Unterzuckerung kann durch unregelmäßige Nahrungsaufnahme, schwere körperliche Arbeit, Alkoholkonsum, manche Medikamente oder eine diabetische Neuropathie begünstigt werden. Eine Überzuckerung entwickelt sich durch Diätfehler, eine Unterdosierung von Insulin oder aufgrund eines erhöhten Insulinbedarfs bei Krankheiten.

Schwangerschaft und Stillzeit

Bei der Anwendung von Insulinpräparaten aus Humaninsulin bestehen für Schwangere und Stillende die gleichen Einschränkungen wie für andere Patienten. Wegen ungenügender Daten war bisher bei der Anwendung von Insulinanaloga während der Schwangerschaft und Stillzeit Vorsicht geboten.

Es gibt aber keine Daten aus Studien über eine negative Wirkung der Insulinanaloga. Aufgrund der Veränderungen des Stoffwechsels in der Schwangerschaft sollten Diabetikerinnen grundsätzlich in der Schwangerschaft intensiver überwacht werden.

► **Diabetikerinnen können ohne größere Probleme Kinder bekommen, müssen aber in der Schwangerschaft und Stillzeit speziell betreut werden. Wenden Sie sich in diesem Fall an Ihren Arzt.**

Die Angst des Diabetikers vor der Spritze

Wenn ein Diabetiker Typ 1 seine Diagnose bekommt, wird er schnell darüber aufgeklärt, was es bedeutet: ein Leben mit der Spritze. Es gibt derzeit keinen sicheren anderen Weg, um das Insulin in den Körper zu bekommen, als es sich zu injizieren, sei es mit Einmalspritzen, Pens oder der Kanüle einer Insulinpumpe.

Es ist eine natürliche Reaktion, dass der Diabetiker zunächst Angst vor der Spritze hat. Es ist nicht so einfach zu akzeptieren, dass das Überleben von nun an bis zum Ende des Lebens davon abhängig ist, sich mehrmals am Tag ein Stück Stahl unter die Haut zu stechen. Auch viele Typ-2-Diabetiker versuchen aus Angst vor der Spritze den Moment, an dem sie von Tabletten auf die Spritze umgestellt werden müssen, oft bis zum Äußersten hinauszuzögern, selbst wenn eine Behandlung mit Insulin bereits wesentlich größere Erfolge in der Behandlung des Diabetes versprechen würde.

Wenn wir von Angst sprechen, so meinen wir eigentlich verschiedene Begriffe – Angst, Phobie, Zwang, Panik und Angststörungen oder Depression –, die es zu unterscheiden gilt.

- **Angst:** Angst ist ein ganz wesentliches und gesundes Gefühl, das uns vor Schaden schützen soll. Es macht uns aufmerksam und vorsichtig und für eine Gefahr bewusst. Ein alter Satz sagt „Nur wer dumm ist, hat noch nie Angst gehabt".
- **Phobie:** Es gibt oft eine uns ganz unbewusste, unerträgliche Angst, die wir nicht benennen und der wir nicht begegnen können. Wir suchen daher ein Objekt, an dem wir diese Angst festmachen können, wie wir die Angst benennen können. Man spricht dann von einer Phobie, also der Benennung der Angst. Bei manchen Menschen sind das leere Plätze oder Angst vor

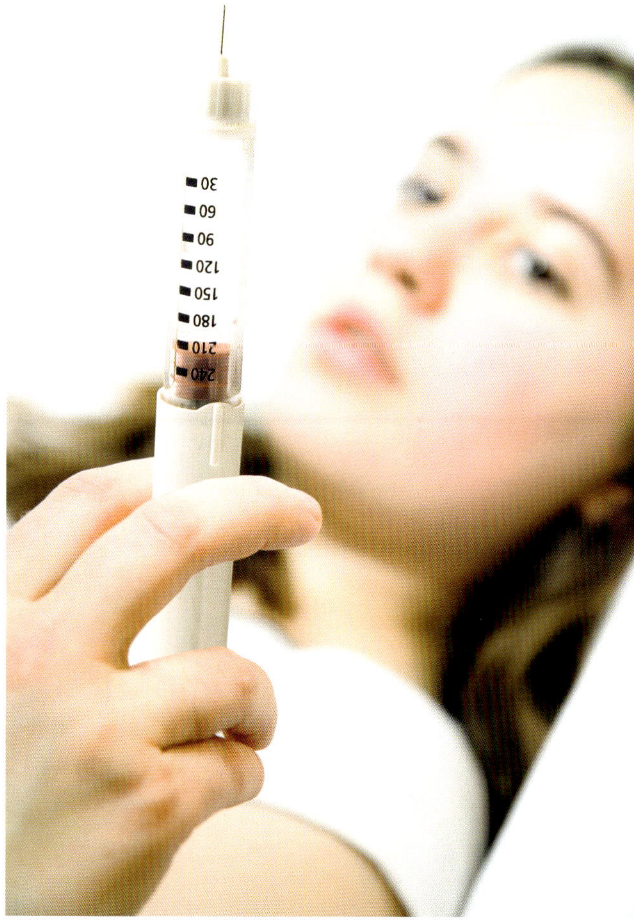

Spinnen. Für den Diabetiker könnte man die Angst vor dem Schmerz der Spritze als unerträgliche und unbewusste Angst nennen. Er macht diese aber am spitzen Gegenstand fest, der ihm den Schmerz verursacht: an der Spritze. Man kann dann von einer Spritzenphobie sprechen.

- **Zwang:** Um eine solche Phobie, etwa die Angst vor spitzen Gegenständen, in den Griff zu bekommen, versucht der Mensch bestimmte Rituale anzuwenden, die bis zum Zwang gehen können, die uns aber helfen, durch ihre ständige gleichförmige Wiederholung die Angst zu bannen.
- **Panik:** In der Panik werden wir von Angst derartig überschwemmt, dass wir uns völlig hilflos und handlungsunfähig fühlen.
- **Angststörungen:** Sie sind im weiteren Sinne psychische Störungen, die mit Angst, die zu einem Vermeidungsverhalten führt, einhergehen kann. Dieses Vermeidungsverhalten kann fatal für den Diabetiker sein, wenn er beschließt, aus Angst vor der Spritze das Blutzuckermessen und das Spritzen von Insulin einzustellen. Damit sind Angststörungen mit einem entsprechenden Vermeidungsverhalten beim Diabetiker unbedingt zu verhindern oder bei Bestehen zu therapieren.

Angst, Phobie und Zwang sind Vermächtnisse des „archaischen Menschen" in uns, der sie als Überlebensstrategie verwendet hat. Angst und Phobie warnen, Zwang als Hilfsmittel zeigt einen Weg, um dennoch die Aufgabe zu bestehen.

Die Ängste vor der Spritze oder auch die Phobien, die diesen zu Grunde liegen, lassen sich in drei Typen kategorisieren.

- **Aichmophobie:** Sie ist die Angst vor spitzen Gegenständen, die oft mit der zwanghaften Vorstellung verbunden ist, jemand anderen oder sich selbst damit verletzen zu können oder gar zu müssen. Dahinter stehen oft unbewusste Aggressionen oder frühkindliche Verletzungen.
- **Belonophobie:** Hierbei geht es um Erinnerungen oder die schmerzhafte Erfahrung, einmal gestochen oder verletzt worden zu sein. Oft merkt man sie bei Kindern nach Blutabnahmen als sich bis hin zur Panik steigernde Angst. Ein entängstigender Ansatz ist es, dem Kind zu zeigen, wie es einem Teddybären oder einer Puppe eine Injektion geben kann.
- **Algophobie:** Hierbei sind Angst und Schmerz stark miteinander verbunden, wobei die Angst gleichzeitig den Schmerz verstärkt.

Häufig sind diese Ängste oder Phobien mit starken körperlichen Symptomen verbunden. So können sich auch bärenstarke Männer beim Anblick einer Spritze so in Angst hineinsteigern, dass sie kollabieren.
Was macht uns aber, abgesehen vom zu erwartenden Schmerz, so ängstlich vor der Spritze? Die Oberfläche unseres Körpers, die Haut, stellt eine natürliche Grenze zwischen Mensch und Umwelt dar. Eine Nadel, die in die Haut eindringt, überschreitet je nach Maß und Tiefe diese Grenze. Wir erleben die Spritze als aggressiven Akt, der sich gegen unsere Integrität richtet, auch wenn uns der Verstand signalisiert, dass dieser Akt eigentlich jener ist, der uns am Leben halten wird. Deshalb fällt es vielen Diabetikern am Anfang schwer, das richtige Maß beim Spritzen zu finden. Manchmal bremst man im Moment der Injektion, weil man fürchtet, die Hautgrenze zu durchdringen, dann kann der Stich wirkungslos bleiben. Oder man treibt sich selbst zur Flucht nach vorne, mit „Augen zu und durch“ und sticht vielleicht mit einer unnötigen Heftigkeit zu.
Der schmerzhafteste Versuch zur Angstbewältigung, aber auch der vielversprechendste, ist einfach „learning by doing“. Es wird viel davon abhängen, wie man die ersten Spritzen erlebt: Sind sie schmerzhaft, wird man lange Zeit mit der Angst zu kämpfen haben, hat man Glück und trifft man weniger empfindliche Areale des Körpers, so hat man das Aha-Erlebnis, dass es ja eigentlich nicht so schlimm ist.

Gelingt es, die gefürchtete metallische Spitze mit einer positiven Bedeutung zu hinterlegen, wird das Spritzen leichter fallen. Machen Sie sich klar, dass sich mit jeder Messsung Ihre Blutzuckereinstellung verbessern wird oder dass jeder Stich zur Insulininjektion Sie wieder einen neuen Tag erleben lässt. Helfen können auch verhaltenstherapeutische Maßnahmen wie das Erarbeiten eigener Rituale beim Spritzen. Man kann die Spritzzeremonie genau vorbereiten, dreimal auf die zu stechende Stelle klopfen, die Spritze schütteln, dann stechen, die Spritze betrachten, sie entsorgen. Der Akt der Injektion wird damit in ein Ritual mit mehreren ablaufenden Handlungen eingebettet und hat nicht mehr die zentrale Bedeutung, vor der man sich fürchtet. Natürlich kann es beim Spritzen von Insulin zeitweise auch zu subjektiv unüberwindlichen Ängsten und Depressionen kommen, in diesem Fall wäre dann professionelle Hilfe von einem Arzt oder Psychotherapeuten einzuholen.

Insulinpens

Insulin wird in der modernen Diabetestherapie bevorzugt mit Insulinpens verabreicht. Pens enthalten eine Ampulle mit Insulin oder sind mit Insulin gefüllt, die gewünschte Insulindosis stellt man mit einer Dosiervorrichtung ein. Das Aufziehen des Insulins aus einer Ampulle wird mit dem Pen überflüssig. Man kann mit einem Pen das Insulin unkompliziert mitnehmen und

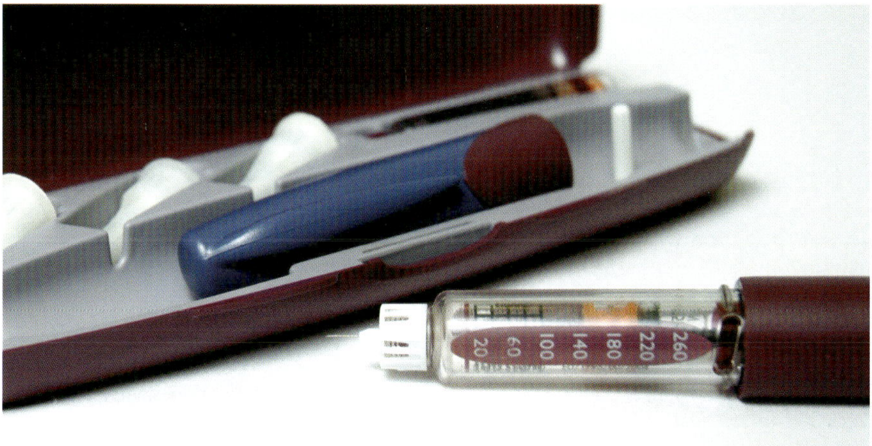

unterwegs spritzen. Auch der Nadelwechsel ist bei Pens einfach durch aufsetzbare Einmal-Nadeln.
Heute sind viele verschiedene Insulinpens erhältlich. Sie unterscheiden sich neben Form, Farbe und Größe vor allem in der Technik. Manche Pens haben eingebaute Lupen, die das Ablesen der Dosierung erleichtern. Welcher Pen der Beste ist, lässt sich nicht pauschal sagen. Sie als Diabetiker sollten die Wahl des Pens individuell nach Ihren Bedürfnissen treffen. Hilfe erhalten Sie dabei beim Arzt, Diabetesberater, in Diabetesschulungen oder in Apotheken. Häufig stehen dort auch verschiedene Geräte zum Ausprobieren zur Verfügung.

Bei Insulinpens unterscheidet man:

- **Wiederbefüllbare Pens.** Am weitesten verbreitet sind Pens, die mit Insulinampullen befüllt werden. Der Einstich der Nadel in die Haut und das Verschieben des Kolbens zur Abgabe des Insulins erfolgen hier manuell.
- **Einmalpens.** Sie kommen bereits mit Insulin befüllt in den Handel und können, wenn sie leer sind, nicht wiederbefüllt werden. Das erleichtert motorisch eingeschränkten Diabetikern die Insulintherapie, da für die Injektion weniger Kraft benötigt wird als bei wiederbefüllbaren Pens.

Spritzen und Pens richtig benutzen

Egal, ob Insulinspritzen oder Insulinpens benutzt werden, man sollte regelmäßig überprüfen, ob man die Injektion richtig durchführt. Es können sich beim Spritzen kleine Nachlässigkeiten einschleichen und bereits kleine Fehler können für Blutzuckerschwankungen mitverantwortlich sein, auch wenn die Ursache für schlechte Blutzuckerwerte selten in der Spritztechnik gesucht wird.

Nadellänge und Nadelwechsel: Es gibt für Insulinpens und Spritzen Nadeln in verschiedenen Längen (5, 6, 8, 10, 12 und 12,7 mm). Die geeignete Länge wird für jeden Diabetiker individuell ermittelt. Sie hängt von der Dicke des Unterhautfettgewebes und von der Injektionstechnik ab.
Nadeln zum Spritzen von Insulin und für Pens sind Einmalartikel, die man nach jeder Injektion, zumindest aber täglich, wechseln sollte. Es kommt bereits nach einer Injektion zu Verformungen der Nadelspitze, der Bildung von Widerhaken und dem Abrieb des Schutzfilms, der eine leichte Injektion sicherstellt. Wird die Nadel mehrfach verwendet, steigt die Gefahr von kleinen

Verletzungen und Veränderungen des Unterhautfettgewebes an der Einstichstelle. Diese Veränderungen stören durch eine verminderte Durchblutung die Aufnahme von Insulin aus den betroffenen Gebieten. Daneben besteht die Gefahr, dass bei der Mehrfachverwendung von Nadeln Insulin auskristallisiert und die Nadel verstopft. Wenn die Nadel auf dem Pen bleibt, kann bei Temperaturschwankungen Luft in den Pen gelangen und die Injektionsgeschwindigkeit verzögern.

Die Injektionsstelle: Insulin kann subkutan, also in das Unterhautfettgewebe von Bauch (mindestens drei Zentimeter Abstand zum Bauchnabel), Oberschenkeln (Vorder- und Außenseite) oder Gesäß (obere und äußere Bereiche) gespritzt werden. Am schnellsten wird Insulin aus dem Unterhautfettgewebe der Bauchregion aufgenommen, die sich daher besonders für die Injektion kurz wirksamer Insuline eignet. Verzögerungsinsulin soll in Oberschenkel und Gesäß gespritzt werden, von wo die Aufnahme langsam erfolgt. Injektionen in Oberarm oder Wade werden nicht empfohlen, da hier die Gefahr groß ist, versehentlich in den Muskel oder in eine Vene zu spritzen.
Es wird empfohlen, die Injektionsbereiche nicht ständig zu wechseln, sondern jeweils zur selben Tageszeit das Insulin in den gleichen Bereich zu spritzen.

Aufnahmeeigenschaften der Injektionsstellen

- schnell: Bauch
- mittel bis schnell: Arme
- langsam: Gesäß und Oberschenkel

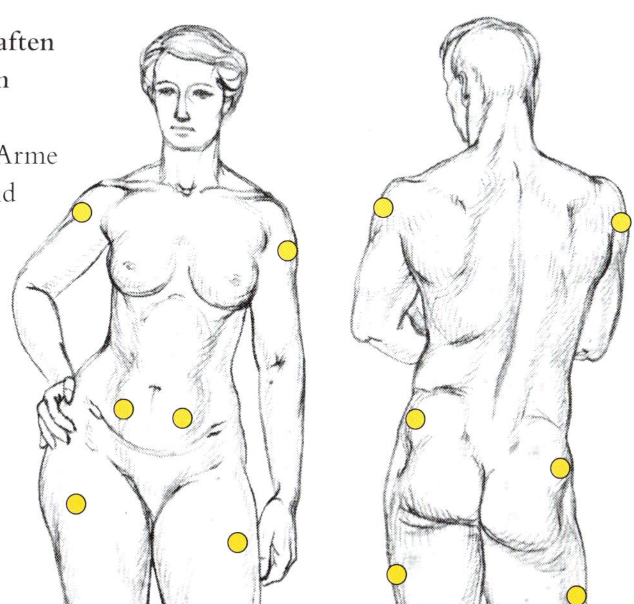

Innerhalb dieses Bereichs sollte die Spritzstelle bei jeder Injektion nach einem festen Schema gewechselt werden. So kann sich das Gewebe nach jeder Injektion erholen und die Gefahr für Störungen im Unterhautfettgewebe sinkt.

Die korrekte Injektion: Mischen Sie milchiges Verzögerungs- oder Mischinsulin vor der Injektion ausreichend durch Rollen und Schwenken. Führen Sie dann bei Pens vor der Injektion einen Funktionstest durch, indem Sie 1 bis 2 I.E. Insulin in die Luft spritzen. Falls Sie in der Insulinampulle Luftblasen sehen, halten Sie den Pen senkrecht mit der Nadel nach oben. Schnippen oder klopfen Sie mehrmals mit dem Fingernagel auf die Ampulle, bis sich die Luftblasen lösen und nach oben steigen. Dann spritzen Sie einige Einheiten Insulin senkrecht in die Luft, bis die Luftblasen verschwunden sind. Die Desinfektion der Spritzstelle vor der Injektion ist nicht mehr notwendig. Beim Einstich gibt es verschiedene Techniken.
Wenn man zur Injektion eine Hautfalte bildet, kann die Nadel senkrecht oder schräg im 45°-Winkel eingestochen werden. Die Hautfalte, bei der mit Daumen, Zeige- und Mittelfinger das Unterhautfettgewebe zusammengedrückt wird (Abbildung), lässt man erst nach dem Entfernen der Nadel wieder los. Bei der Insulininjektion ohne Hautfalte wird empfohlen, in einem Winkel von etwa 45° in die Haut einzustechen. Nach der Injektion langsam bis zehn zählen, bevor man die Nadel wieder aus der Haut zieht. So kann das Insulin

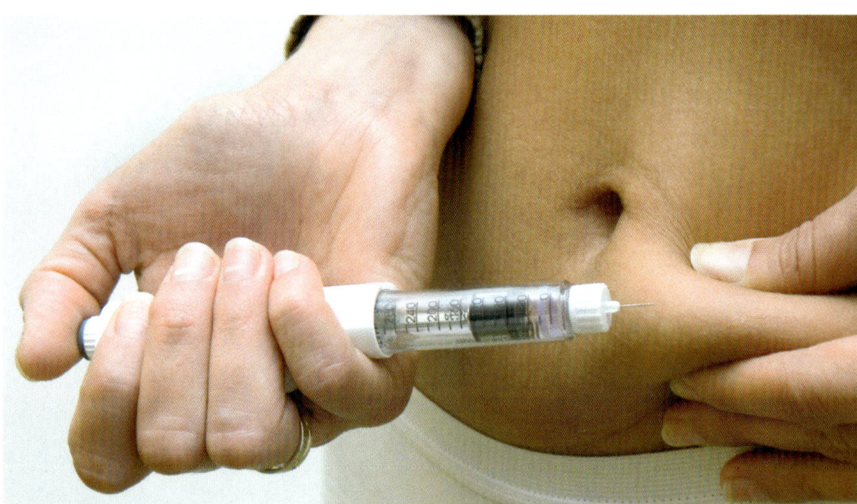

komplett aus dem Pen oder der Spritze abgegeben werden und sich unter der Haut verteilen, ansonsten besteht die Gefahr, dass es wieder durch den Einstichkanal austritt. Falls das passiert, nicht nachspritzen, sondern zwei Stunden warten, den Blutzucker messen und dann korrigieren. Pro Injektionsstelle sollten nie mehr als 30 Einheiten Insulin verabreicht werden, da sonst die Aufnahme und Wirkung nicht gewährleistet ist.

Tipps für das Spritzen von Insulin: Hautdesinfektion ist heute nicht mehr notwendig. Im Insulin befinden sich bereits desinfizierende Zusätze. Tritt nach der Injektion ein Blutstropfen aus, haben Sie ein kleines Gefäß getroffen und bekommen vielleicht einen blauen Fleck, dies ist aber eine harmlose Nebenwirkung. Tritt nach der Injektion Insulin aus der Spritzstelle aus, sollten Sie langsamer spritzen und bis zehn zählen, ehe Sie die Nadel wieder herausziehen. Tritt Insulin aus, bitte nichts nachspritzen, eventuell nach einer Stunde wieder den Blutzucker messen und gegebenenfalls korrigieren. Spritzen Sie nicht in „Lipos" (siehe Glossar) oder in blaue Äderchen in der Haut. Für eine schnellere Insulinwirkung spritzen Sie in den Muskel in Oberarm oder Wade.
Lernen Sie Ihren Partner beziehungsweise Angehörige und Freunde an, damit diese im Notfall in der Lage sind, Ihnen eine Insulindosis zu spritzen. Haben Sie Angst vor der Spritze, beraten Sie sich mit Ihrem Arzt oder einem Psychotherapeuten.

Diabetes Typ 2 – Umstellung von Tabletten auf Insulin

Beim Diabetes Typ 2 kann die Bauchspeicheldrüse noch Insulin produzieren. Allerdings ist beim Typ 2 die Wirkung des Insulins gestört. Deshalb muss nicht gleich bei der Diagnose Insulin gespritzt werden. Ein Patient mit Typ-2-Diabetes kann, je nach Ausprägung der Zuckerkrankheit, auch nur mit Tabletten behandelt werden.
Orale Antidiabetika, das sind Tabletten gegen Diabetes, wirken auf verschiedene Weise. Einige Medikamente regulieren den Blutzucker, in dem sie die Glukose-Aufnahme aus dem Darm verzögern. Zu diesen Medikamenten zählen Biguanide, Alpha-Glukosidasehemmer und Glitazone (auch Insulinsensitizer genannt). Andere Tabletten gegen Diabetes senken den Blutzucker, indem sie die Insulinabgabe aus der Bauchspeicheldrüse ins Blut erhöhen. Zu diesen Medikamenten zählen Sulfonylharnstoffe, Glinide und PPP4-Inhibitoren.

Diese Tabletten sind für Patienten mit Diabetes Typ 1 ungeeignet, denn für diese Therapie muss die Bauchspeicheldrüse noch Insulin produzieren.
Die Behandlung von Diabetes Typ 2 erfolgt nach einem Stufenplan. Zunächst beginnt man mit einer Basistherapie aus Ernährungsumstellung und Bewegung. Wenn dadurch innerhalb von drei Monaten das Blutzucker- und HbA1c-Ziel nicht erreicht wird, beginnt zusätzlich zur Basistherapie die Diabetes-Therapie mit Tabletten.
Nicht immer kann mit „Zuckertabletten" der Diabetes ausreichend behandelt werden. Dann muss eine Umstellung auf Insulin erfolgen. Diese Umstellung ist nötig, wenn nach drei bis sechs Monaten durch orale Antidiabetika der Blutzucker nicht ausreichend gesenkt werden kann. Auch Schwangerschaft, Operationen oder schwere Erkrankungen können eine Behandlung mit Insulin erforderlich machen.

Was spricht für eine Therapie mit Insulin?

Viele Typ-2-Diabetiker, die jahrelang Tabletten gegen erhöhte Blutzuckerspiegel genommen haben, haben große Angst vor der Insulinspritze. Für fast jeden Typ-2-Diabetiker kommt irgendwann der Zeitpunkt, wo Tabletten nicht mehr ausreichen und wo ihm die Umstellung auf Insulin nahegelegt wird. Eine Umstellung von Tabletten auf Insulin ist in den allermeisten Fällen auch ohne Spitalsaufenthalt möglich. Eine ausführliche Information über das neue Medikament und Einschulung in die Handhabung des Insulin-Pens gehört aber unbedingt dazu. Man sollte sich dann aber auch für eine Therapie entscheiden, die einem trotz Diabetes ein freies Leben ermöglicht.
Erwägen Sie eine Umstellung auf Insulin, wenn bei Ihnen folgende Symptome auftreten:

- Müdigkeit, Durst etc.,
- ungewollter Gewichtsverlust, Abbau der Muskulatur,
- Infektionen,
- lange Diabetesdauer,
- hoher Blutzucker trotz korrekter Ernährung,
- Verdacht auf Typ-1-Diabetes,
- fehlende Verschlechterung des Diabetes bei Weglassen der Tabletten,
- nach Herzinfarkt (für mindestens drei Monate),
- bei schmerzhafter Neuropathie.

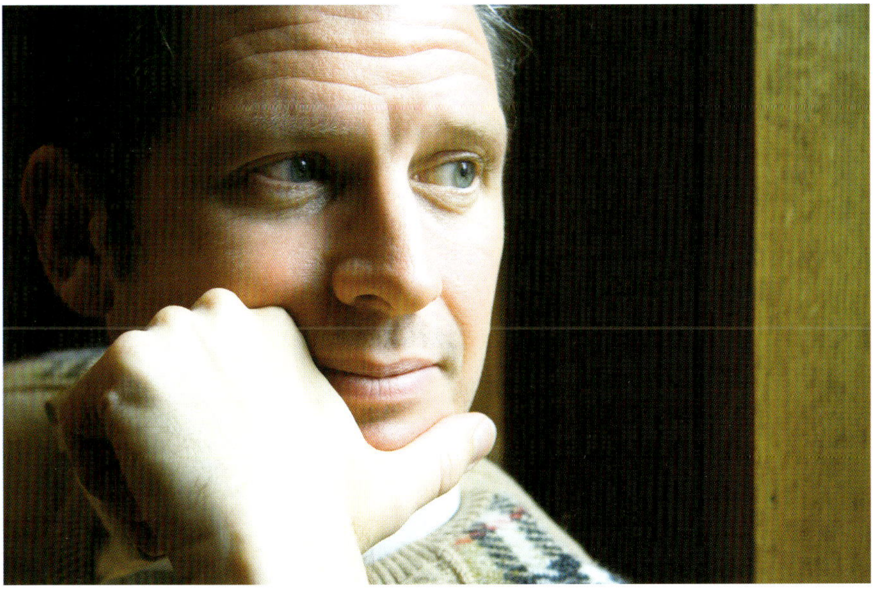

Insulintherapie beim Diabetes Typ 2

Diabetes Typ 2 ist eine fortschreitende Erkrankung. Auch für viele Typ-2-Diabetiker, welche ihre Krankheit gewissenhaft mit Tabletten behandeln, wird eine Insulintherapie im Verlauf der Krankheit sehr oft nötig. Es ist deshalb sinnvoll, sich mit der Insulinbehandlung des Diabetes früh vertraut zu machen

Ein allgemein gültiger Zeitpunkt, wann auf Insulin umgestellt werden sollte, kann nicht festgelegt werden. Alter, Lebenserwartung und Begleitkrankheiten sind wichtige Kriterien, die die Beurteilung beeinflussen. Generell gilt, dass eine Insulintherapie desto früher begonnen werden sollte, je jünger der Betroffene ist.

Viele Diabetiker sind skeptisch, eine Insulintherapie zu beginnen, und lehnen sie anfänglich kategorisch ab. Die Einwände gegen diese Behandlung sind zahlreich. In der Regel handelt es sich um Vorurteile, welche einfach entkräftet werden können. Es ist sehr hilfreich zu wissen, dass jede Therapieumstellung beim Typ-2-Diabetiker zunächst als befristeter Versuch betrachtet werden muss. Es kommt allerdings nur selten vor, dass Patienten nach der Umstellung auf eine Insulintherapie wieder damit aufhören wollen.

Die Ansicht, eine Insulintherapie führe zwangsläufig zu einer Gewichtszunahme ist unter Diabetikern weit verbreitet. Eine Gewichtszunahme bedeutet keinen Hinderungsgrund für eine Insulintherapie, da die Kontrolle des Blutzuckers wichtiger ist als die Höhe des Übergewichts. Die Gründe für einen allfälligen Anstieg des Gewichts bei einer Insulintherapie sind:

- Hemmung des Fettabbaues und Förderung des Fettaufbaues (Insulin ist ein anaboles Hormon),
- die Normalisierung des Körperwassers – Wasser wird im Gewebe wieder „aufgefüllt",
- der Rückgang der Zuckerausscheidung im Urin, der zu einem erhöhten Angebot an verwertbaren Kalorien führt und
- wiederholte Hypos, die kurzfristig zu einer vermehrten Kalorienaufnahme zwingen.

Häufige Einwände gegen eine Insulintherapie

Die Umstellung auf eine Insulintherapie macht vielen Diabetikern klar, dass es nun Ernst wird. An die Behandlung durch Tabletten hat man sich gewöhnt, das ist nichts Besonderes, viele Menschen nehmen Tabletten. Sich aber mit der Spritze unter die Haut zu stechen, ist ein psychologisches Problem, man begreift damit, dass man wirklich ernsthaft krank ist.

Daher werden Ausreden gesucht, um diesen Schritt nicht gehen zu müssen – hier sind die wesentlichsten:

- Insulin ist eine Einbahnstraße, man kommt nicht mehr weg davon.
- Insulin schränkt zeitlich, örtlich und sozial die Bewegungsfähigkeit ein.
- Insulin spritzen bedeutet, einen „schweren" Diabetes zu haben.
- Insulin verursacht Hunger und macht dick.
- Insulin führt zu Unterzuckerungen.
- Insulin ist eine Strafe für begangene Diät-Sünden.
- Insulin ist nichts für alte Leute.
- Insulin ist neu für mich, und Neues macht mir Angst.
- Die Umstellung auf Insulin bedarf eines Krankenhausaufenthaltes.
- Insulin bedeutet genaueres Kontrollieren und Einhalten der Nahrungsanweisungen.
- Insulin macht abhängig.

Wie soll die Insulintherapie begonnen werden?

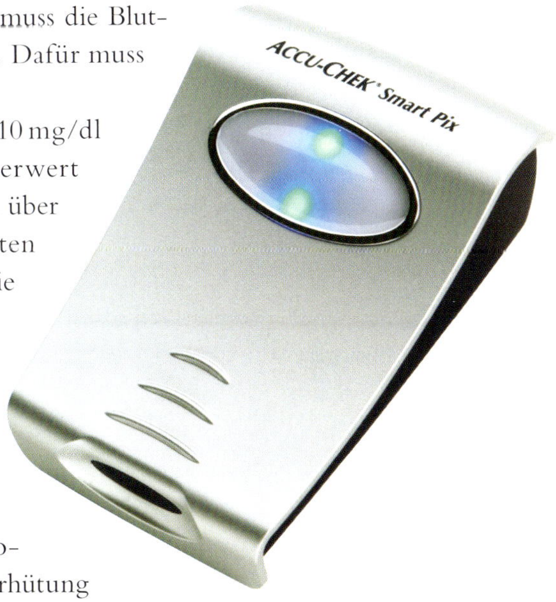

Als erster Schritt für eine Insulintherapie muss die Blutzucker-Selbstmessung beherrscht werden. Dafür muss man auch seine Therapieziele kennen.
Ein Nüchtern-Blutzucker von 90 bis 110 mg/dl sollte angestrebt werden. Der Blutzuckerwert zwei Stunden nach dem Essen sollte nicht über 140 mg/dl liegen. Zumindest in der ersten Zeit der Behandlungsumstellung sollten die gemessenen Blutzuckerwerte dokumentiert werden. Ohne diese Aufzeichnungen ist eine Feineinstellung des Diabetes kaum möglich.
Es ist obligatorisch für den Arzt oder Diabetesberater, zu Beginn einer Insulintherapie intensiv das Problem von Hypoglykämien und die Strategien zu deren Verhütung beziehungsweise Behandlung zu besprechen.
Die Insulintherapie bei Diabetes Typ 2 wird häufig mit einer Kombination von Tabletten am Tag und einem Verzögerungsinsulin nachts begonnen. Diese „basalunterstützte orale Therapie" (BOT) wird dann eingesetzt, wenn der Nüchternblutzucker erhöht ist. Wenn der Blutzucker besonders nach dem Essen erhöht ist, kann ein kurz wirksames Insulin zum Essen zusätzlich zur Tablettentherapie verabreicht werden.

Weitere Möglichkeiten der Insulintherapie

Die alleinige Insulintherapie ist dann sinnvoll, wenn auch mit der Kombinationstherapie der Blutzucker nicht ausreichend eingestellt werden kann. Typ-2-Diabetiker können mit denselben Therapien wie Typ-1-Diabetiker behandelt werden. Dafür stehen die konventionelle Insulintherapie (CT), die intensivierte konventionelle Insulintherapie (BASIS-BOLUS-Insulintherapie) oder in begründeten Ausnahmefällen auch eine Insulinpumpentherapie zur Verfügung. Der Vorzug sollte der BASIS-BOLUS-Insulintherapie gegeben werden. Es muss aber darauf aufmerksam gemacht werden, dass

Typ-2-Diabetiker oft schon ein höheres Lebensalter aufweisen und damit der Schulungsaufwand zum Erlernen dieser Therapien relativ hoch sein kann. Bei Diabetes Typ 2 herrscht kein absoluter Insulinmangel und der Insulinbedarf kann sehr unterschiedlich sein. Daher wird die Insulintherapie bei Diabetes Typ 2 mit einer niedrigen Insulindosis begonnen, die dann schrittweise erhöht wird, bis das Blutzuckerziel erreicht ist.

Die konventionelle Insulintherapie (CT)

Bei der konventionellen Insulintherapie wird nach einem starren Schema, in der Regel zweimal täglich, ein Mischinsulin injiziert. Meistens werden morgens zwei Drittel und abends ein Drittel der Insulindosis vor dem Essen gespritzt. Bei ausgeprägten Blutzuckerspitzen nach dem Mittagessen kann mittags zur besseren Blutzuckereinstellung zusätzlich kurz wirksames Insulin injiziert werden. Beim Spritzen von Mischinsulin aus Humaninsulin beträgt der Spritz-Ess-Abstand etwa 30 Minuten. Mischinsulin aus Analoginsulin kann in der Regel unmittelbar vor dem Essen gespritzt werden. Welches Mischungsverhältnis von schnell wirksamem Insulin und Verzögerungsinsulin verwendet wird, muss für jeden Patienten individuell festgelegt werden.

Vorteile der CT: Die konventionelle Insulintherapie kann mit einem verhältnismäßig geringen Aufwand durchgeführt werden. Es wird täglich nur ein- bis dreimal Insulin gespritzt. Die Kontrolle des Blutzuckers ist in den meisten Fällen nicht vor jeder Mahlzeit notwendig. Dadurch genügen bei dieser Therapieform ein bis zwei Blutzuckermessungen pro Tag. Da diese Therapie einen geringen Schulungsaufwand und ein starres Insulinregime hat, eignet sie sich besonders für ältere Patienten.

Nachteile der CT: Bei der konventionellen Insulintherapie ist ein streng geregelter Tagesablauf notwendig, da der Patient selbständig keine Anpassung der Insulindosis vornehmen kann. Stattdessen spritzt er zu festgelegten Zeiten eine bestimmte Menge Insulin. Die Ernährung richtet sich nach dem gespritzten Insulin und erfolgt ebenfalls nach einem starren Plan. Zwischen den Hauptmahlzeiten können mehrere Zwischenmahlzeiten notwendig sein, um eine Unterzuckerung zu vermeiden. Diese starre Planung kann die Freiheit in der Lebensführung deutlich einschränken.

Die BASIS-BOLUS-Insulintherapie

Die BASIS-BOLUS-Insulintherapie ahmt den Insulinhaushalt von Gesunden besser nach als die konventionelle Insulintherapie. Bei der intensivierten konventionellen Insulintherapie wird das Insulin mit einer Spritze oder einem Pen verabreicht. Daneben gibt es auch die intensivierte Therapie mit Insulinpumpe.
Bei der BASIS-BOLUS-Insulintherapie wird der basale Insulinbedarf (Basis) durch ein Verzögerungsinsulin gedeckt. Zusätzlich wird zu den Mahlzeiten die passende Menge an kurz wirksamen Insulin gespritzt (Bolus).
Diese Therapieform ist in den letzten Jahren zur Standard-Insulintherapie bei Diabetes Typ 1 geworden, auch bei Diabetes Typ 2 setzt sie sich zunehmend durch. Im Allgemeinen wird sie beim Typ-2-Diabetiker genauso wie beim Typ-1-Diabetiker durchgeführt, es gibt aber auch BASIS-BOLUS-Varianten für Typ-2-Diabetiker.

Messmethoden

Die Blutzuckermessung

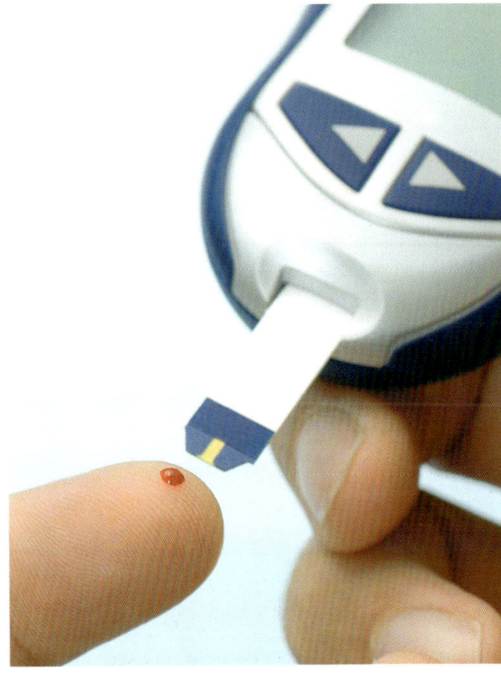

Regelmäßige Blutzuckerselbstkontrolle ist für jede Diabetesbehandlung, besonders aber für die BASIS-BOLUS-Insulintherapie, unverzichtbar, denn ohne regelmäßige Kontrolle des Blutzuckers ist eine gute Diabeteseinstellung nicht möglich und man müsste ohne sie mit Folgeschäden oder Stoffwechselentgleisungen rechnen. Wichtig ist, dass man seine Messungen dokumentiert, zum Beispiel in einem Diabetes-Tagebuch.
Untersuchungen haben gezeigt, dass Diabetiker, die ihren Blutzucker selbst messen und kontrollieren, nachhaltig ihr Leben mit

Diabetes in den Griff bekommen. Selbstmessen gibt Sicherheit und hilft, die Therapieziele zu erreichen. Diabetiker, die mit Hilfe der Blutzuckerselbstkontrolle ihren Blutzuckerspiegel nahezu normal einstellen und erhalten können, leiden seltener unter Spätfolgen und ihre Lebenserwartung ist annähernd so hoch wie beim Gesunden.
Für die selbständige Blutzuckerkontrolle gibt es auf dem Markt eine Vielzahl von Blutzuckermessgeräten. Diese Geräte messen den Blutzucker heute fast in Laborqualität und sind verlässliche Therapiehilfen. In der täglichen Handhabung müssen diese Geräte eine Vielzahl von unterschiedlichen Anforderungen erfüllen, die sie leicht handhabbar und flexibel anwendbar machen.

Praktische Vorgehensweise bei der Blutzuckerselbstkontrolle:
- Hände waschen (desinfizieren ist nicht nötig),
- Messgerät einschalten, Streifen einlegen,
- auf die Codierung (falls notwendig) achten,
- Blut mit einer Stechhilfe aus dem Finger entnehmen,
- den ersten Tropfen abwischen, erst den zweiten Tropfen nehmen,
- Blut auf den Messstreifen auftragen,
- Ergebnis ablesen und protokollieren,
- eventuell mit Insulin oder Kohlenhydraten den Blutzucker korrigieren.

► **Achtung: Erscheint ein Wert nicht erklärbar, ist die Messung unbedingt zu wiederholen!**

Mögliche Fehlerquellen, die man ausschließen sollte sind:
- unsaubere Finger,
- zu wenig Blut verwendet,
- zu hohe oder zu niedere Temperatur,
- Teststreifen falsch verwendet,
- falsche Codierung,
- falsche Maßeinheit verwendet (zum Beispiel mmol/dl statt mg/dl).

Es ist vorgekommen, dass ein Patient einen Wert von 108 mg/dl gemessen hat und sich Insulin gespritzt hat, worauf er in ein hypoglykämisches Koma gefallen ist. Im Nachhinein hat sich herausgestellt, dass er das Messgerät versehentlich auf die falsche Messeinheit umgestellt hatte. Die Messeinheit kann mmol/l (Millimol pro Liter) oder mg/dl (Milligramm pro Deziliter) sein. Werte in mg/dl sind 18-mal höher als jene in mmol/l. Ein Blutzuckerwert von 108 mg/dl ist deshalb identisch mit 6 mmol/l Blutzucker. Falls ein Messwert von 108 mg/dl fälschlicherweise für 108 mmol/l oder 10,8 mmol/l gehalten wird und deswegen Insulin gespritzt wird, kann ein hypoglykämischer Schock eintreten.

Die Harnmessungen

Harnzucker: Die Messung des Harnzuckers ist heute nicht mehr allgemein üblich und nur in Einzelfällen von Vorteil.

Azeton: Die Azeton- beziehungsweise Ketonbestimmung im Urin ist in bestimmten Situationen notwendig, beispielsweise bei mehrfach auftretenden Blutzuckerwerten von über 250 mg/dl, erhöhter Harnzuckerausscheidung und drohendem diabetischem Koma. Die Messung erfolgt ähnlich wie die Harnzuckermessung, das Ergebnis wird als zwei- oder dreifach überhöhte Azetonausscheidung angezeigt (++ bis +++). Wann sollte man Azeton messen?

- Bei Fieber,
- wenn der Blutzucker mehrmals über 240mg/l liegt,
- wenn der Blutzucker vor dem Sport zu hoch ist (bei ++ oder +++ keinen Sport betreiben),
- bei Erbrechen, Übelkeit und Bauchschmerzen.

Der HbA1c-Wert

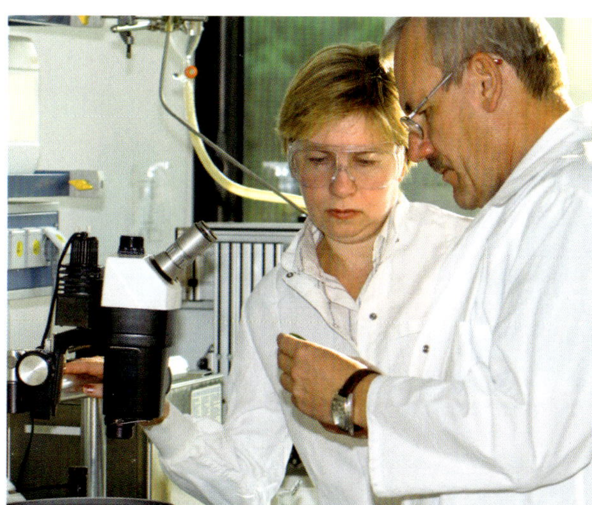

Der HbA1c-Wert wird durch einen Labortest ermittelt, der den mittleren Blutzucker eines Menschen über die letzten drei Monate anzeigt (Stoffwechselgedächtnis). Er gibt an, ob der durchschnittliche Blutzucker in diesem Zeitraum normal oder zu hoch war. Damit ist er der wichtigste Test für den Arzt und die Diabetesberatung, um festzustellen, ob der Blutzucker des Patienten langfristig unter Kontrolle ist.

Zucker im Blut wird an das Hämoglobin, das ist der Teil des roten Blutkörperchens, der für den Sauerstoff-Transport verantwortlich ist, gebunden. Ist der Zucker einmal gebunden, bleibt er dort für die gesamte Lebensdauer des roten Blutkörperchens, welche etwa 120 Tage beträgt. Je höher der Blutzuckerspiegel, desto mehr Zucker wird an die roten Blutzellen gebunden. Der HbA1c-Test misst die Menge des Zuckers, der an das Hämoglobin der roten Blutzellen gebunden ist. Das Resultat wird in Prozent angeben. Ein Wert unter sechs Prozent wäre ideal, zwischen sieben und acht Prozent ist die Blutzuckereinstellung verbesserungswürdig, ab acht Prozent ist der Blutzucker schlecht eingestellt und, wenn dieser Wert langfristig besteht, ist mit Folgeschäden zu rechnen.
Die Senkung des HbA1c-Wertes kann die Spätfolgen des Diabetes wie Augenerkrankungen, Nieren- oder Nervenstörungen verhindern oder verzögern. Jede auch noch so kleine Senkung des HbA1c-Spiegels vergrößert die Chancen eines Patienten, gesund zu bleiben.
Diabetiker sollten den Test zwei- bis viermal pro Jahr durchführen lassen. Der Test muss häufiger gemacht werden, wenn die Blutzuckerwerte zu hoch sind oder wenn Therapieänderungen vorgenommen werden.

Warum muss man mehrmals täglich Blutzucker messen?

Die Selbstkontrolle des Blutzuckers ist bei der BASIS-BOLUS-Insulintherapie absolut wichtig. Sie hilft dem Diabetiker zu verstehen, wie Nahrungsaufnahme, körperliche Aktivität und die Behandlung des Diabetes mit Insulin kurzfristig den Blutzucker beeinflussen. Die Ergebnisse der Selbstkontrolle helfen dem Patienten, seinen Stoffwechsel kennen zu lernen und damit im Alltag so umzugehen, dass Blutzuckerwerte im Normbereich oder nahe an der Norm erreicht werden können. Die Werte des Messgerätes zeigen, wenn der Blutzucker zu hoch oder zu tief ist. Auf diese Weise kann sofort reagiert und der Blutzucker schnell wieder in normnahe Bereiche geführt werden. Arzt und Diabetesberatung können auf Grund der täglich gemessenen Werte einen Plan erarbeiten, der alle Aspekte der Diabetesbehandlung wie Bewegung, Essen, Medikamente, Insulin oder psychosoziale Maßnahmen (Änderungen am Arbeitsplatz, in der Freizeit oder im sozialen Bereich) einschließt.

Selbstanpassung

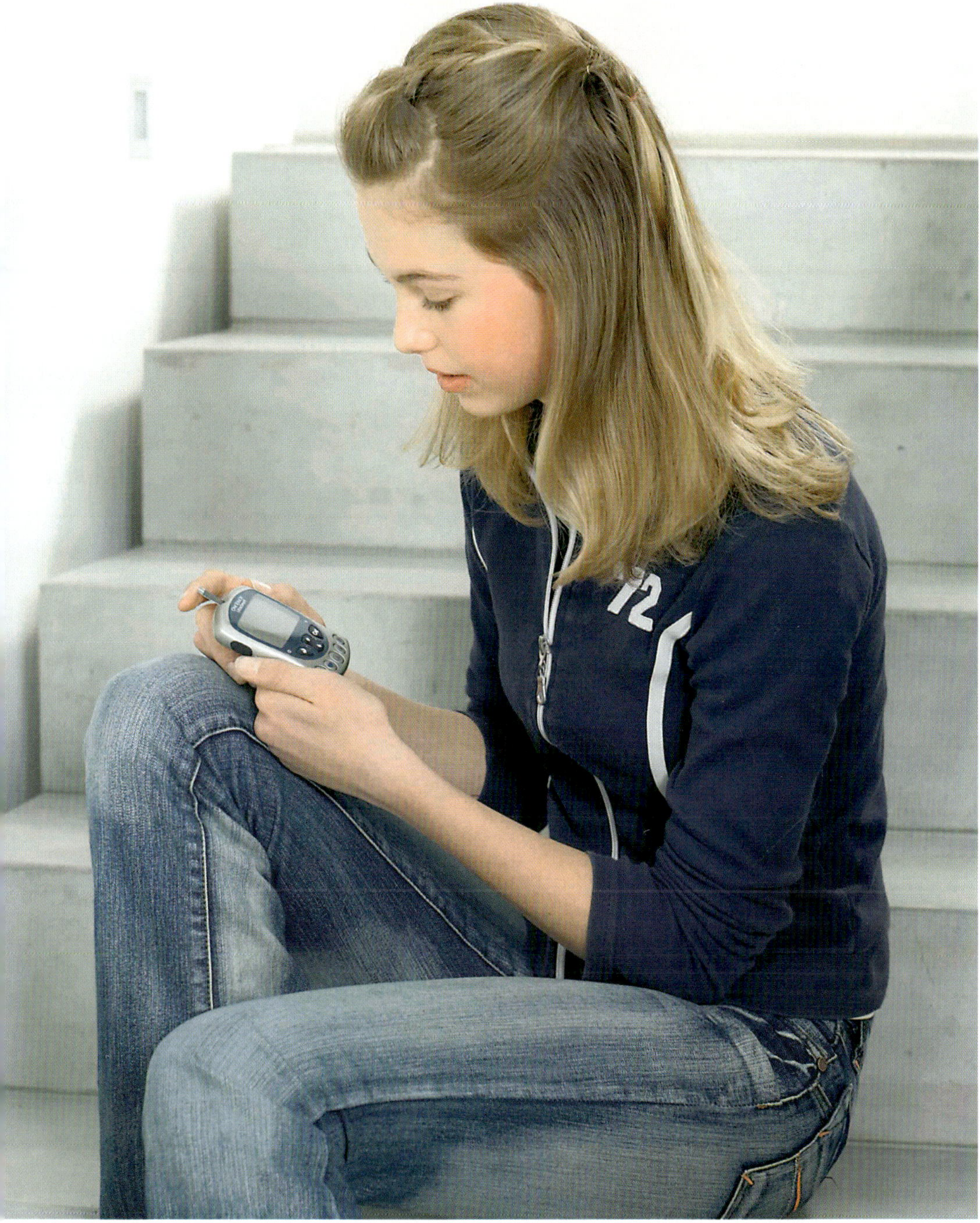

Grundlagen

► **Die BASIS-BOLUS-Insulintherapie ist eine Insulinbehandlung, die versucht, beim Diabetiker die Insulinausschüttung durch die Bauchspeicheldrüse beim gesunden Menschen nachzuahmen.**

Insulin wird während des ganzen Tages benötigt. Es ist ein Hormon, das den mit der Nahrung aufgenommenen Zucker den Muskel-, Leber- und Fettzellen zuführt. Man kann sich das Insulin als einen Schlüssel vorstellen, der diese Zellen für den Zucker öffnet, damit sie ihn aufnehmen können. Dies ist auch während der Nacht und zwischen den Mahlzeiten notwendig und es besteht daher ein ständiger, „basaler" Insulinspiegel. Das dafür nötige Insulin wird in der BASIS-BOLUS-Insulintherapie daher als „Basisinsulin" bezeichnet.

Den Effekt des basalen Insulinspiegels erkennt man durch Blutzuckerbestimmungen zu Zeiten, in denen nur das basale Insulin wirkt, wie zum Beispiel in der Nacht oder morgens vor der Nahrungsaufnahme (Nüchternblutzucker). Eine ausreichende Basalinsulinmenge ergibt zu diesen Zeiten Blutzuckerwerte im Normbereich um 100 mg/dl.

Die Bauchspeicheldrüse des Nichtdiabetikers gibt das Insulin direkt an das mit Nährstoffen angereicherte Blut der Pfortader, die vom Darm zur Leber verläuft, ab. Nach einer Mahlzeit registriert die Bauchspeicheldrüse den Anstieg des Zuckers im Blut und gibt dann eine dementsprechend größere Menge an Insulin ab. Dadurch ist sichergestellt, dass Zucker im Körper verwertet werden kann. Das Insulin als Schlüssel öffnet die Zellen der Zielorgane, sodass der Zucker in ihnen entweder zur Energiegewinnung verbrannt oder für künftige Muskelarbeit gespeichert werden kann. In der Leber wird Zucker unter Einfluss des Insulins als Glykogen („tierische Stärke") gespeichert, um bei Bedarf wieder zu Zucker abgebaut und verwertet werden zu können. Wenn diese beiden Speicher aufgefüllt sind, wird ein noch bestehender Überschuss an Zucker unter Einfluss des Insulins in den Fettzellen als Fett eingelagert. Dieses Insulin nennt man „essensabhängiges Insulin".

Nach dem lateinischen Wort „Bolus" für „Bissen" heißt dieses Insulin in der BASIS-BOLUS-Insulintherapie „Bolusinsulin". Seinen Effekt erkennt man durch Blutzuckermessungen nach den Mahlzeiten. Ausreichend und rechtzeitig injiziertes Bolusinsulin lässt den Blutzucker nach einem anfänglichen Anstieg wieder in den Ausgangsbereich absinken.

► Das Wesen der BASIS-BOLUS-Insulintherapie ist die getrennte Berechnung und Verabreichung von Basis- und Bolusinsulin.
Wenn eine richtig berechnete Basalrate den Blutzuckerspiegel gleichmäßig hält, kann die weitere Blutzucker-Steuerung, die durch Mahlzeiten, Bewegung usw. notwendig wird, kurzfristig und situationsgerecht mit dem Bolusinsulin erfolgen. Dadurch ergeben sich klare Insulindosierungsspielregeln, die einfach an sich ändernde Gegebenheiten, Veränderungen des Insulinbedarfs unter Bewegung oder bei Krankheiten angepasst werden können.
Bei anderen Formen der Insulinbehandlung kann die erforderliche Insulinmenge auch in Form von zweimal täglichen Gaben eines Mischinsulins zugeführt werden. Auch dadurch kann ein kontinuierlicher Insulinspiegel erreicht werden. Allerdings sind die Möglichkeiten der Blutzuckersteuerung dann sehr eingeschränkt.
Die BASIS-BOLUS-Insulintherapie erlaubt eine bedarfsgerechte Insulinverabreichung und somit Blutzuckersteuerung. Ihr großer Vorteil liegt darin, dass der Langzeit-Blutzuckerwert (HbA1c) sinkt, was sich auf das Auftreten und Fortschreiten von Spätkomplikationen günstig auswirkt.

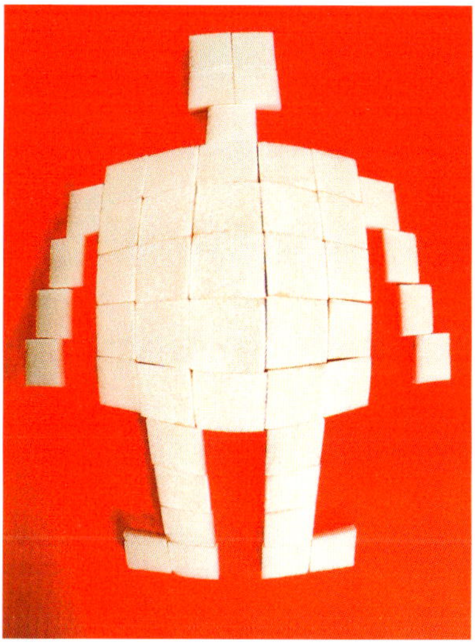

Da für die Dosierung des essensabhängigen Insulins klare Richtlinien existieren, ist es möglich, für nahezu jegliche Nahrungsmenge die geeignete Menge an Bolusinsulin zu verabreichen. So entfallen alle Vorschriften, zu einer bestimmten Zeit eine bestimmte Menge an Kohlenhydraten beziehungsweise Broteinheiten zu sich zu nehmen. Die Ernährungsgewohnheiten sollten aber, wie beim Nichtdiabetiker, mit den Empfehlungen einer gesunden Ernährung im Einklang stehen.

Grundprinzipien der BASIS-BOLUS-Insulintherapie:

- Man kann essen, wann und wie viel man möchte.
- Frei gewählte Zwischenmahlzeiten sind möglich, aber nicht zwingend.
- Man ist unabhängig vom Tagesverlauf.

Weiters kann auf Veränderungen oder Schwankungen im Tagesablauf (Bewegung, unterschiedlicher Insulinbedarf usw.), soweit vorhersehbar, direkt durch Steigerung oder Verminderung des Bolusinsulins reagiert werden. Dadurch werden gleichmäßigere Blutzuckerverläufe erreicht, aber auch Unterzuckerungen oder übermäßige Blutzuckeranstiege sind vermeidbar.
Die BASIS-BOLUS-Insulintherapie erfordert einen größeren Aufwand im persönlichen Diabetesmanagement. Wenn man sich für eine BASIS-BOLUS-Insulintherapie entscheidet, sollte es vorstellbar sein, vier bis sechs Blutzuckermessungen pro Tag in seinem Tagesablauf unterzubringen. Vermehrte Steuerungsmöglichkeiten bedingen mehr Kontrollpunkte. ► **Regelmäßige Blutzuckermessungen – verteilt über einen ganzen Tag – sind das Grundgerüst der BASIS-BOLUS-Insulintherapie.**
Wenn eine Person noch viel von ihrer psychischen Energie darauf verwendet, den Umstand, dass sie Diabetes hat, zu verarbeiten, ist sie mit einer in einem hohem Ausmaß selbstverwalteten Behandlungsmethode überfordert. Wird der Umstand, Diabetiker zu sein, vom Betreffenden nicht ins Bewusstsein eingelassen, weil das Akzeptieren seelisch zu schmerzhaft ist, so zeigt sich dies oft in depressivem, aggressivem oder betont lockerem Verhalten.
Die Erfahrung zeigt, dass es in diesem Falle besser ist, zuzuwarten, bis der Betreffende ausreichend Zeit hatte, seinen Diabetes zu verarbeiten und zu einer Haltung gelangt ist, ihn als einen vorhandenen Umstand zu betrachten, mit dem er leben muss und aus dem das Beste zu machen ist.

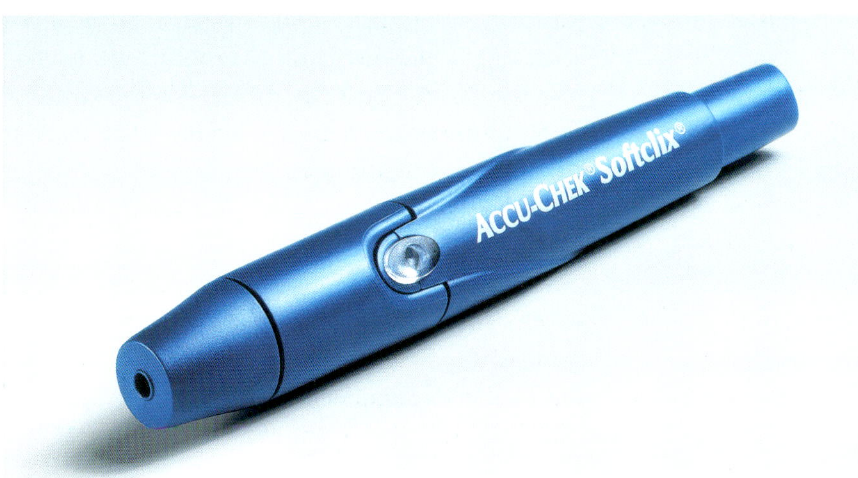

Eine gute Blutzuckereinstellung

► **Wenn die BASIS-BOLUS-Insulintherapie die Insulinausschüttung des Nichtdiabetikers nachahmt, so sind auch die Ziele der Einstellung, die man damit erreichen will, an den Blutzuckerwerten des Nichtdiabetikers orientiert.** Ziel der Basis-Bolus-Insulintherapie ist es, den Blutzucker innerhalb eines Zielbereichs von 80 bis 110 mg/dl nüchtern und bis 140 mg/dl nach dem Essen zu halten. Dazu sind die für die Insulindosierung nötigen „Insulindosierungsspielregeln", auch „Algorithmen" genannt, einzuhalten. Ganz grundsätzlich kann gesagt werden, dass mehr Insulin nötig ist, wenn die Zielbereiche überschritten werden. Wird der Bereich unterschritten, so sind die Insulindosen zu verringern.

Die Diagnose eines Diabetes wird ab einem Nüchtern-Blutzuckerwert von 110 mg/dl gestellt, wenn dieser mindestens zwei Mal nach achtstündigem Fasten auftritt. Das gilt für Messungen aus der Fingerbeere aus kapillärem Vollblut, also für die auch in der Selbstkontrolle übliche Messmethode. Für aus der Vene abgenommenes Blut gilt ein Grenzwert von 126 mg/dl. ► **Es besteht eine gute Einstellung, wenn damit Nüchternblutzuckerwerte im Bereich von 80 bis 110 mg/dl erzielt werden können.**

Zwei Stunden nach einer kohlenhydratreichen Mahlzeit liegt der Blutzucker beim Nichtdiabetiker in der Regel nicht über 140 mg/dl und dies bestimmt die Grenze für eine gute Einstellung bei Blutzuckerwerten von 140 bis 160 mg/dl zu diesem Zeitpunkt. Vor der nächsten Hauptmahlzeit sollten die Blutzuckerwerte im Rahmen einer sehr guten Einstellung wieder im Nüchternbereich liegen. ► **Das Erreichen dieser Werte und ein HbA1c-Wert von unter 6,5 bis 7 Prozent sind ein wirkungsvoller Schutz vor dem Auftreten und Fortschreiten diabetischer Spätkomplikationen.**

Diese Zielbereiche können angehoben werden, wenn wichtige Gründe dafür sprechen. Wenn Unterzuckerungen schlecht, spät oder nicht wahrgenommen werden, kann es für eine alltagstaugliche Blutzuckereinstellung empfehlenswert sein, die Nüchternzielwerte auf 130 mg/dl und die Werte nach dem Essen bis auf 200 mg/dl anzuheben. Während einer Schwangerschaft können auch Zielwerte von 80 bis 100 mg/dl nüchtern und nicht über 130 mg/dl nach dem Essen festgelegt werden, dies aber auch unter Berücksichtigung der Hypowahrnehmungsfähigkeit der Diabetikerin.

Im Folgenden sollen die Insulinmengen, mit denen im Rahmen der BASIS-BOLUS-Insulintherapie gearbeitet wird, dargestellt werden. Sie sind mit Hilfe der so genannten „Algorithmen der Insulindosierung", den Berechnungsregeln des Insulinbedarfs, zu errechnen. Grundsätzlich werden bei der BASIS-BOLUS-Insulintherapie zwei Insulinarten, sofort wirkendes und verzögert wirkendes Insulin, verwendet.

Basisinsulin

Das Basis- oder Basalinsulin wird (mit Ausnahme bei der Insulinpumpentherapie) immer als verzögert wirkendes Insulin verabreicht. Alle anderen Insulinmengen werden zwar getrennt berechnet, bei Bedarf aber in Form des sofort wirksamen Insulins verabreicht. Basisinsulin ist für die Steuerung des Blutzuckerspiegels zwischen den Mahlzeiten zuständig. Das Ziel der Berechnung der Basalrate ist ein Beitrag zum Erreichen eines gleichmäßigen Blutzuckerverlaufes über 24 Stunden. Zu diesem Zweck stehen eine Reihe von Verzögerungsinsulinen zur Verfügung.

- **Lang wirksame Insuline:** Diese Insuline wirken verzögert und haben eine Wirkungsdauer von 24 Stunden. Ihre Wirkung ist gleichmäßig und sie weisen keine nennenswerten Wirkungsgipfel auf. Derzeit sind zwei Insuline dieser Art auf dem Markt, *Lantus* (Sanofi-Aventis) und *Levemir* (Novo-Nordisk).
- **Mittellang wirkende Insuline:** Sie werden auch Intermediärinsuline oder nach ihrem Verzögerungsstoff NPH-Insuline (für Neutral-Protamin Hagedorn) genannt. Es handelt sich dabei um an einen Verzögerungsstoff gebundenes Humaninsulin mit einer Wirkungsdauer von 12 bis 14 Stunden. Vertreter dieser Gruppe sind *Insulatard* (Novo Nordisk), *Lilly basal* (Lilly) und *Insuman basal* (Sanofi-Aventis).

Bolusinsulin

Bolusinsulin soll die mit einer Mahlzeit aufgenommenen Kohlenhydrate der Verwertung oder Speicherung zuführen. Der Blutzuckerverlauf sollte 60 bis 90 Minuten nach einer Mahlzeit 140 bis 160 mg/dl nicht übersteigen und drei bis vier Stunden nach der Mahlzeit wieder in den Ausgangsbereich vor der Mahlzeit zurückkehren.

An das Bolusinsulin werden folgende Anforderungen gestellt:

- Die Wirkung soll schnell einsetzen.
- Das Insulin soll rasch einen hohen Wirkspiegel erreichen.
- Die Wirkung soll nach Verarbeitung der Kohlenhydrate abgeschlossen sein.

Es stehen dafür zwei Insulinarten zur Verfügung.

- **Schnell wirksame Humaninsuline:** Es sind dies Insuline, die in ihrem Aufbau genau dem menschlichen Insulin entsprechen. Sie sind Stoffwechselprodukte von gentechnisch veränderten Hefepilzen oder Bakterien. Diese Insuline enthalten keine Verzögerungsstoffe und gelangen daher unverzüglich zur Wirkung. Allerdings dauert der Zerfall in die wirksamen Einzelbestandteile etwa 30 Minuten. Daher ist bei diesen Insulinen zwischen der Injektion des Insulins und der darauf folgenden Mahlzeit ein „Spritz-Ess-Abstand" von 30 Minuten einzuhalten. Die Vertreter dieser Gruppe sind *Actrapid* (Novo-Nordisk), *Lilly Normal* (Lilly) und *Insuman rapid* (Sanofi-Aventis).
- **Schnell wirkende Insulin-Analoga:** Ihre Vertreter sind *Novorapid* (Substanzname Insulin Aspart, Firma Novo-Nordisk), *Humalog* (Substanzname Insulin Lispro, Firma Lilly) und *Apidra* (Substanzname Insulin Glulisin, Firma Sanofi-Aventis).

All diesen Insulinen ist gemeinsam, dass sie nach der Injektion sofort in ihre wirksamen Einzelbestandteile zerfallen. Das hat einen schnelleren Wirkungseintritt, ein früheres Erreichen des Wirkungshöhepunktes und ein früheres Wirkende zur Folge. Dadurch fangen diese Insuline die durch eine Mahlzeit verursachten Blutzuckeranstiege besonders gut ab und halten sie innerhalb der Zielwerte. Durch das frühere Wirkungsende ist ein Insulinüberhang, eine nach Verarbeitung der Kohlenhydrate noch vorhandene Insulinwirkung seltener als bei schnell wirkenden Humaninsulinen zu beobachten.
Durch den raschen Wirkungseintritt entfällt der für schnell wirksame Humaninsuline notwendige Spritz-Ess-Abstand. Wenn Blutzuckerverläufe für das Einhalten eines Spritz-Ess-Abstandes sprechen, kann dieser situationsbezogen mit 10 bis 15 Minuten anberaumt werden.
Die Wirkdauer dieser Insuline ist abhängig von der verwendeten Menge. Für die Praxis wird eine mittlere Dauer von drei Stunden angenommen.

Korrekturinsulin

Wenn sich ein aktueller Blutzuckerwert oberhalb des Zielbereichs befindet, kann dieser bei einer BASIS-BOLUS-Insulintherapie mit schnell wirkendem Insulin gesenkt werden. Durch solche Korrekturen gelingt es in der Regel, den Blutzuckerwert wieder in den angestrebten Normbereich zu senken.
Da von der Basalrate erwartet wird, dass sie den Blutzucker konstant im Ausgangsbereich hält und das Bolusinsulin die aufgenommenen Kohlenhydratmengen abdeckt, hat das Korrekturinsulin einen klar abgesteckten Aufgabenbereich und ist im Rahmen dieser Therapieform nach den „Korrektur-Regeln" berechenbar und einsetzbar.

Fixrate

Die Fixrate wird auch „Morgengupf" oder „Leberinsulin" genannt. Letztere Bezeichnung ist insofern treffend, als mit dieser Insulindosis einer gesteigerten Zuckerabgabe durch die Leber in den Morgenstunden Rechnung getragen wird. Diese vermehrte Zuckerabgabe wird morgens durch antiinsulinär wirkende Hormone(Wachstumshormone), die dem Insulin entgegenwirken, verursacht.
Der Bedarf einer Fixrate entsteht nicht durch aufgenommene Kohlenhydrate oder deren Beschaffenheit. Er kommt durch körperinnere Vorgänge zu Stande und die Abdeckung der dadurch entstehenden Blutzuckeranstiege käme eigentlich der Basalrate zu. Da diese Situation aber nur kurz besteht, bietet sich zu ihrer Behebung kurz wirksames Insulin an.
Ob eine Fixrate zu verwenden ist, zeigen bestimmte Blutzuckerverläufe (siehe Beispiel 5, Seite 102). Unter bestimmten Umständen kann auch für die Abendstunden eine Fixrate in das Therapieschema nötig sein.

Wie bestimme ich mein Basisinsulin?

Für die Berechnung der Dosis an Basalinsulin, die ein Mensch benötigt, gibt es zwei Möglichkeiten:

- Eine Berechnungsmethode gibt an, dass **pro Kilogramm Körpergewicht 0,35 Einheiten Basalinsulin pro Tag benötigt werden**. Nach dieser Rechnung müsste ein 90 Kilogramm schwerer Mensch 31,5 Einheiten Basis-

insulin benötigen. Die Insulinsensitivität eines Menschen, das heißt die Wirksamkeit des Insulins in seinem Körper, wird nicht allein durch sein Körpergewicht festgelegt, sondern auch durch seinen körperlichen Zustand und seine Ernährungsgewohnheiten. Daher ist diese Dosis als Richtwert anzusehen. Die Ermittlung des tatsächlichen persönlichen Basalinsulinbedarfs erfolgt durch die Messung der Blutzuckerwerte, die durch eine bestimmte, als ideal eingeschätzte Insulindosis erzielt werden.
- Die andere Berechnungsmethode besagt, dass **etwa die Hälfte des Tagesinsulinbedarfs auf das Basalinsulin entfällt**. Dies gilt für die langfristige Betrachtung der Insulindosen, da vereinzelte Tage stark reduzierter oder gesteigerter Nahrungsaufnahme diese Verhältnisse stark verschieben können, da an solchen Tagen die Aufnahme an Bolusinsulin reduziert oder gesteigert ist.

Dennoch beeinflussen sich die beiden Insulingaben gegenseitig. Eine gesteigerte Bolusinsulindosis auf Grund gesteigerter Nahrungsaufnahme über längere Zeit wird eine Gewichtszunahme bewirken, die dann auch zu steigendem basalem Insulinbedarf führt. Entsprechendes gilt auch für eine Gewichtsreduktion durch verringerte Nahrungsaufnahme, die einen geringere Basalrate benötigt.
Die Beurteilung der Richtigkeit der Basalrate erfolgt durch Blutzuckermessungen zu Tageszeiten, an denen nur die Basalrate wirkt. Da in der Nacht üblicherweise keine Mahlzeiten erfolgen, kein Bolusinsulin gespritzt wird und sich der Körper in Ruhe befindet, sind nächtliche Blutzuckermessungen für die Beurteilung der Basalrate besonders aufschlussreich.

Die Basalrate ist richtig berechnet, wenn:
- ein konstanter nächtlicher Blutzuckerverlauf vorliegt,
- sich am Ende der nächtlichen Fastenperiode der Nüchternblutzucker in der Höhe der nächtlichen Werte befindet,
- der vor dem Schlafengehen gemessene Blutzuckerwert im gleichen Niveau liegt,
- der Blutzucker in den Zeiten, da das Bolusinsulin nicht wirkt, im richtigen Niveau liegt.

Während des Tagesverlaufs ist die Beurteilung der Basalrate schwieriger, da hier mehrere blutzuckerbeeinflussende Gegebenheiten zusammentreffen.

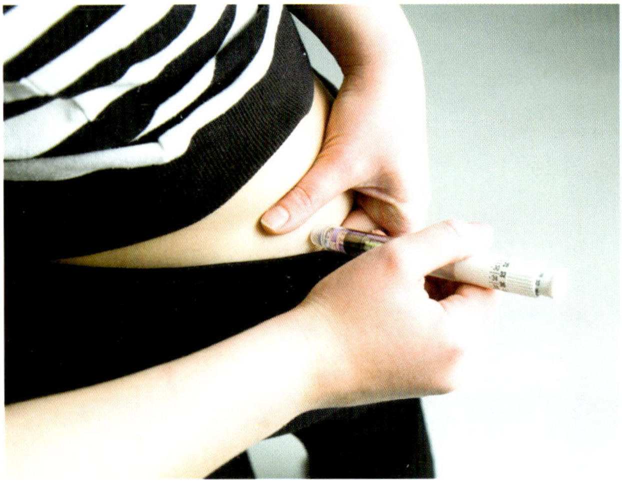

Hier bieten sich die Zeiträume zwischen dem Ende der Wirkung der Bolus- oder Korrekturinsulingaben und den nächsten vor den Hauptmahlzeiten erhobenen Blutzuckerwerte an.

Würden die Hauptmahlzeiten um 7.00, 12.00 und 18.00 Uhr eingenommen, ergäbe das bei dreistündiger Wirkungsdauer eines kurz wirksamen Analoginsulins Bolusinsulinwirkspiegel von 7.00 bis 10.00 Uhr, von 12.00 bis 15.00 Uhr und von 18.00 bis 21.00 Uhr. In den Zeiten von 10.00 bis 12.00 Uhr, von 15.00 bis 18.00 Uhr und ab 21.00 Uhr wirkt daher kein Bolusinsulin und die Blutzuckersteuerung ist Aufgabe der Basalrate. Konstante Blutzuckerverläufe zu diesen Zeiten sprechen daher für eine richtig berechnete Dosis an Basalinsulin.

► **Grundsätzlich gilt:** Liegt der vor den Mahlzeiten gemessene Blutzucker innerhalb von 36 bis 48 Stunden überwiegend oberhalb des Zielbereichs und erfordert wiederholte Korrekturen mit schnell wirkendem Insulin, so ist die Basalrate anzuheben. Liegt der vor den Mahlzeiten gemessene Blutzucker innerhalb von 36 bis 48 Stunden vorwiegend unterhalb des Zielbereichs und hat eine sinkende Tendenz zu den Messungen hin, so ist die Basalrate abzusenken.

Wie bestimme ich mein Bolusinsulin?

Die zur Verarbeitung einer Broteinheit nötige Dosis an schnell wirksamem Insulin variiert zwischen einer halben Einheit bis zu zwei Einheiten. Oft werden auch größere Insulingaben verwendet. Wird jedoch eine Gesamt-Tagesinsulindosis (Basis- und Bolusinsulin gemeinsam) von 80 bis 90 Einheiten überschritten, ist die Frage zu stellen, ob eine Insulinresistenz eingetreten ist. Der Bolusinsulinbedarf ist, so wie auch der basale Insulinbedarf, von der persönlichen Insulinempfindlichkeit abhängig. Daher muss die Frage, ob die verwendete Bolusinsulindosis richtig angenommen ist, durch Messungen zu geeigneten Zeitpunkten beantwortet werden.

► **Grundsätzlich gilt: Wenn der Blutzucker nach dem Ende der Wirkdauer des Bolusinsulins, ausgehend von einem normalen Niveau, den Zielbereich erreicht hat, war die Dosis richtig berechnet. Bei schnell wirksamem Humaninsulin ist dies etwa nach vier, bei schnell wirksamen Insulinanaloga etwa nach drei Stunden der Fall.**

Unter „Fixrate" wurde beschrieben, dass in den frühen Vormittagsstunden ein höherer Insulinbedarf als im restlichen Tagesverlauf besteht. Ein leicht gesteigerter Insulinbedarf besteht auch häufig in den Abendstunden zwischen 17.00 und 21.00 Uhr. Solchen Schwankungen der Insulinempfindlichkeit im Tagesverlauf kann durch die Verwendung unterschiedlicher Bolusinsulinraten im Tagesverlauf Rechnung getragen werden.
Ein tageszeitlich bedingter Mehrbedarf an Bolusinsulin wird durch über dem Ausgangsniveau liegende Blutzuckerwerte am Ende der Wirkungsdauer deutlich und legt nahe, die Bolusrate zu erhöhen. Liegen die Werte unter dem Ausgangsniveau, ist die Bolusrate zu vermindern.

Wie bestimme ich mein Korrekturinsulin?

Liegt ein Blutzuckerwert über dem Zielbereich, so kann er durch eine Gabe mit schnell wirkendem Insulins korrigiert werden. Zu diesem Zweck bedient man sich des Korrekturfaktors. Es ist dies die Insulinmenge, die nötig ist, um den Blutzucker in einem bestimmten Ausmaß zu senken.
Eine Einheit schnell wirkendes Insulin senkt den Blutzucker im Mittel um 50 mg/dl. Je nach persönlicher Insulinempfindlichkeit kann dieser Wert zwischen 20 und 70 mg/dl liegen. Es gilt herauszufinden, um wie viel eine Einheit Insulin den Blutzucker tatsächlich senkt. Dazu ist es nötig, die Wirkung einer Korrektur zu beobachten. Bei Humaninsulin ist das Ende der Wirksamkeit des Korrekturinsulins nach etwa vier, bei schnell wirkenden Analoga nach etwa drei Stunden erreicht.
Wenn man die reine Korrekturinsulinwirkung beurteilen will, empfiehlt es sich, während ihrer Dauer andere blutzuckerbeeinflussende Umstände wie Nahrungsaufnahme oder Bewegung bewusst zu vermeiden. Auch hier kann sich herausstellen, dass zu bestimmten Tageszeiten unterschiedliche Korrekturfaktoren gelten.

Wie bestimme ich meine Fixrate?

Ob Bedarf an einer Fixrate besteht, ist durch charakteristische Blutzuckerverläufe in den frühen Vormittags- oder frühen Abendstunden zu erkennen. An Vormittagen ist der Bedarf an einer Fixrate gegeben, wenn nach dem Frühstück ein Blutzuckeranstieg erfolgt, der bis zum Mittag anhält.
Durch die Gabe von zwei bis vier Einheiten eines schnell wirkenden Insulins kann in diesem Fall der Anstieg abgefangen und ein Absinken des Blutzuckers in den Normbereich erzielt werden. Um die erforderliche Dosis herauszufinden, empfiehlt es sich, mit einer Einheit zu beginnen und die Dosis zu steigern, bis ein optimaler Verlauf erreicht ist.
In den Abendstunden erkennt man den Bedarf an zusätzlichem Insulin daran, dass der Blutzucker nach Erreichen des Wirkendes des Bolusinsulins nicht in den Zielbereich absinkt. Auch dann kann diesem Mehrbedarf an Insulin durch schrittweises Hinzurechnen von schnell wirkendem Insulin Rechnung getragen und der Zielbereich erreicht werden.

Theorie der Korrektur

Korrektur bei zu hohem Blutzucker

Ein erhöhter Blutzuckerwert kann im Rahmen der BASIS-BOLUS-Insulintherapie sehr gezielt gesenkt werden. Dies geschieht durch die Anwendung des Korrekturfaktors und Gabe einer entsprechenden Korrekturinsulindosis. Werte bis zu einer Höhe von maximal 250 mg/dl lassen sich aber auch durch Maßnahmen wie Bewegung, reichliche Flüssigkeitszufuhr und Beschränkung der weiteren Nahrungszufuhr, am besten in Kombination, senken. Der Vorteil dieser Art der Korrektur liegt darin, dass der erhöhte Blutzucker aktiv verwertet wird, während Korrekturen mit Insulin den Zucker der Speicherung zuführen, was zu einer Gewichtszunahme führen kann.
Bei andauernden höheren Blutzuckerwerten besteht die Möglichkeit, dass diese durch einen Mangel an Insulin verursacht wurden. Bestätigt wird dieser Verdacht, wenn bei Werten ab dieser Höhe gleichzeitig Azeton im Harn mess-

bar wird. Dann ist, bei gleichzeitiger körperlicher Schonung, der Korrektur mit Insulin der Vorzug zu geben!

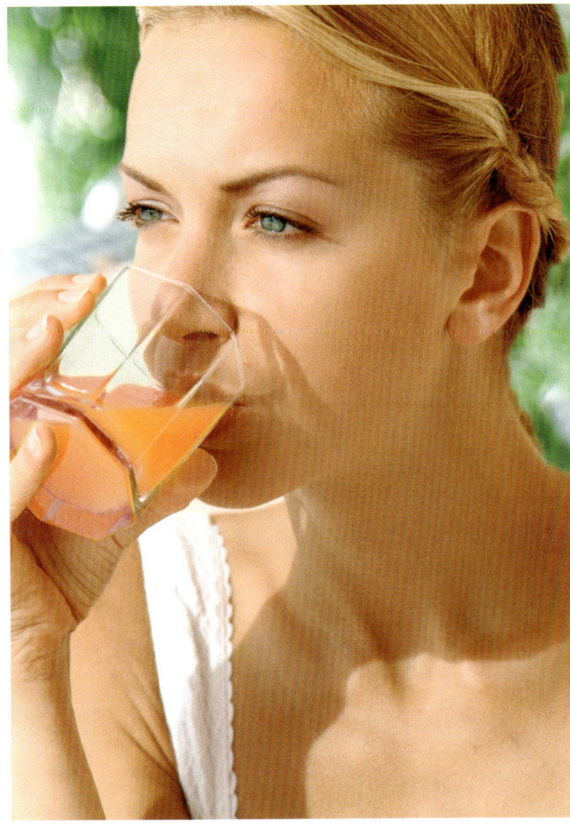

Korrektur bei zu niederem Blutzucker

Auch Nichtdiabetiker erreichen im Nüchternzustand oder nach körperlicher Betätigung Blutzuckerwerte von 50 bis 60 mg/dl. In diesem Fall wird die Insulinproduktion durch die Bauchspeicheldrüse zurückgenommen und es setzen blutzuckersteigernde Gegenregulationsmaßnahmen ein. Daher entstehen beim Gesunden keine Unterzuckerungen mit Bewusstlosigkeit. Beim Diabetiker wirkt immer die injizierte Dosis Insulin und die Möglichkeit der Wirkungsrücknahme entfällt. Daher ist die Grenze, ab der ein niedriger Wert korrekturbedürftig ist, höher anzusetzen.

Es empfiehlt sich daher, ab Blutzuckerwerten unter 70 mg/dl durch Zufuhr von Kohlenhydraten wie Obst oder Keks, aber bei tieferen Werten und deutlichen Hyposignalen in Form von schnell wirkenden Broteinheiten wie Traubenzucker, Obstsäften oder zuckerhaltigen Getränken wie etwa Cola, Fanta etc., den Blutzucker zu steigern. Zwei Blatt Traubenzucker oder ein Achtel Liter eines 100prozentigen Obstsaftes (zum Beispiel Orangen- oder Apfelsaft) oder eines zuckerhaltigen Getränks enthalten rund 12 g Kohlenhydrate und somit eine Broteinheit. Auf diese Weise kann der Blutzucker durch Zufuhr dieser Produkte gemäß den gemessenen Blutzuckerwerten relativ gezielt im erwünschten Ausmaß angehoben werden.

Oft empfiehlt der Blutzuckerverlauf, auch Werte oberhalb von 70 mg/dl anzuheben. Dies ist empfehlenswert, wenn dieser Wert von einem sehr hohen Blutzucker aus schnell erreicht wurde, Bewegung geplant oder die nächste

Mahlzeit noch nicht in Sicht ist. In diesem Fall sollten langsam wirkende Kohlenhydrate verwendet werden. Obst, Brot und dergleichen haben den Vorteil, den Blutzucker langsam zu steigern und diese Wirkung auch über einen längeren Zeitraum zu halten. Wird unmittelbar vor einer Hauptmahlzeit ein solcher Wert erhoben, besteht die Möglichkeit, das Bolusinsulin gezielt zu reduzieren, also für eine Broteinheit der nächsten Mahlzeit kein Bolusinsulin zu berechnen und zu spritzen.

Gegenregulation

Wenn der Blutzucker unter 70 mg/dl absinkt, ergreift der Körper Gegenregulationsmaßnahmen, um zu verhindern, dass ein weiterer Blutzuckerabfall eintritt. Das Zentralnervensystem erkennt die Energieknappheit und sendet über das Stresshormon Adrenalin Signale aus, die als Hyposymptome bekannt sind. Das für die Unterzuckerung typische Zittern und Schwitzen, die gesteigerte Herzfrequenz, Blutdruckanstieg und erweiterte Pupillen sind spür- und sichtbare Zeichen dieser Vorgänge.
Unter dem Einfluss von Adrenalin wird in der Leber die Freisetzung gespeicherten Zuckers eingeleitet und auf diese Weise der Blutzucker wieder zum Steigen gebracht. Diese Zuckerausschüttung erfolgt allerdings nicht bedarfsgemäß, weshalb der Blutzucker in der Folge einer Unterzuckerung oft deutlich ansteigt. Für die Interpretation der Blutzuckerverläufe ist es wichtig, in diesen Anstiegen Hinweise auf vorangegangene, möglicherweise nächtliche und daher unbemerkte Unterzuckerungen zu vermuten. Diese hohen Werte sind nur durch Ausschaltung der sie bedingenden Unterzuckerungen und nicht durch Insulinsteigerungen zu beheben.
► **Für den praktischen Umgang mit dem Problem plötzlicher, unerwarteter und unerklärlicher Blutzuckeranstiege empfiehlt es sich, nach Zeichen vorangegangener Unterzuckerungen zu suchen, da diese in jedem Fall durch eine Senkung des sie verursachenden Insulins auszuschalten sind.** Sollte nach einer mit schnell wirkenden Kohlenhydraten behandelten Unterzuckerung der Blutzucker weit über das Ausmaß der von den zugeführten Broteinheiten zu erwartenden Blutzuckersteigerung hinaus ansteigen, so ist dieser Anstieg ebenfalls der Gegenregulation zuzuschreiben. Eine Unterzuckerung ist daher in jedem Fall mit der entsprechenden Menge an Broteinheiten zu behandeln, da der Anstieg des Blutzuckers nach einer Unterzucke-

rung aus den Zuckerreserven des Körpers stammt und nicht auf zu viele zugeführte Broteinheiten zurückgeführt werden kann und darf.
Gegenregulation führt häufig zu korrekturbedürftigen hohen Werten. Diese sollen dann immer vorsichtig korrigiert werden, da die Dauer der vermehrten Zuckerausschüttung nie vorhergesagt werden kann. Daher verbietet es sich auch, in Erwartung der Gegenregulation bereits während der Unterzuckerung schnell wirkendes Insulin zum Abfangen des erwarteten Anstieges des Blutzuckers zu spritzen.

Dawn-Phänomen (Morgengrauen-Phänomen)

In den frühen Morgenstunden schüttet die Bauchspeicheldrüse aus ihren D-Zellen Wachstumshormon aus, dies auch bei abgeschlossenem Wachstum. Wachstumshormon hat die Eigenschaft, den Blutzucker ansteigen zu lassen. Dies führt zu geringfügigen, aber doch merklichen Blutzuckeranstiegen in der Zeit von etwa 3.00 Uhr bis 7.00 Uhr morgens ohne vorangegangener Unterzuckerung. Dieser Blutzuckeranstieg ist auf Grund des Zeitpunktes seines Auftreten kompliziert abzufangen, da er ein Mehr an Basalinsulin zu dieser Zeit erfordert.
Am besten kann dieses Phänomen durch Verwendung einer Insulinpumpe behoben werden, da diese so programmiert werden kann, dass sie in diesem Zeitraum mehr Insulin abgibt. Dies geschieht, indem man die hier stündlich programmierbare Basalrate schrittweise so weit anhebt, bis dem höheren Insulinbedarf zu dieser Zeit Rechnung getragen ist.
Eine weitere Möglichkeit, diesen frühmorgendlichen Mehrbedarf an Insulin abzudecken, würde darin bestehen, einige wenige Einheiten eines schnell wirkenden Insulins zum Zeitpunkt des Blutzuckeranstieges zu spritzen, was einer um circa 3.00 Uhr früh verabfolgten Fixrate entsprechen würde. Diese Maßnahme ist allerdings in der Praxis so gut wie nie durchführbar.
Wenn keine Insulinpumpe verwendet wird, geht es darum, für eine „stärkere Wirkung" des Basalinsulins zu dieser Tageszeit zu sorgen. Dies ist durch die Verwendung eines mittellang wirkenden Insulins möglich. Da dieses Insulin sechs Stunden nach der Injektion einen deutlichen Wirkungsgipfel aufweist,

muss die abendliche Basalinsulindosis vor dem Schlafengehen gespritzt werden, um dann gegen 3.00 Uhr früh die erwartete stärkere Insulinwirkung zu erhalten. Diese Maßnahme kann den Blutzuckeranstieg durch das Dawn-Phänomen glätten.

Möglich ist es auch, lang wirksames Insulin bei Dawn-Phänomen in Form von zwei täglichen Gaben zu spritzen. Legt man eine Insulingabe in die Mittagszeit und eine in die Zeit vor dem Schlafengehen, kann durch eine Überlappung der Wirkkurven eine Steigerung der Basalinsulinwirkung zur gewünschten Zeit erreicht werden.

Fasttag

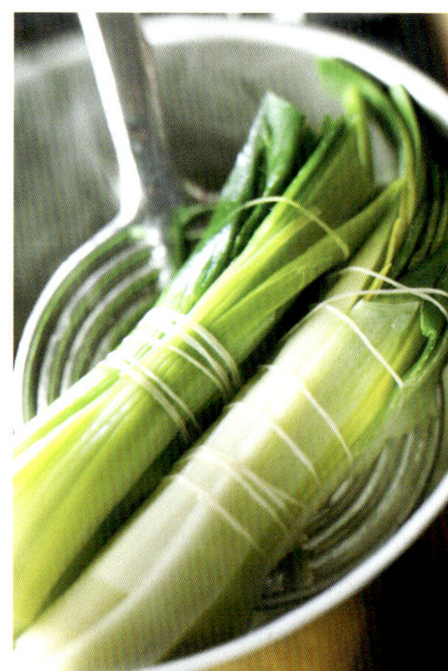

Der durch die Basalrate gestaltete Blutzuckerverlauf zeigt sich am Genauesten, wenn andere blutzuckerbeeinflussende Gegebenheiten wie Kohlenhydrataufnahme, Bolusinsulin und Bewegung in größerem Ausmaß wegfallen. Zu diesem Zweck bietet sich ein Fasttag an. Der Faststag gibt Aufschluss über die Richtigkeit der Dosis an Basalinsulin und auch darüber, ob die Verteilung in Form einer oder zweier Injektionen pro Tag optimale Blutzuckerverläufe ergibt.

So hält man einen Fasttag

Nehmen Sie das Abendessen ein, verzichten Sie aber auf eine allfällige Spätmahlzeit. Frühstück und Mittagessen des folgenden Tages werden ausgelassen, das Abendessen wird wieder eingenommen.

- **Basalrate:** Sie ist in der üblichen Menge zu spritzen.
- **Fixrate:** Sie ist ebenfalls zu spritzen, dabei gibt es aber Besonderheiten, die zu beachten sind. Da an einem Tag, an dem nicht gegessen wird, mit einer

gesteigerten Insulinempfindlichkeit zu rechnen ist, ist die Fixrate eventuell nur zur Hälfte zu spritzen.

- **Bolusinsulin:** soll nicht gespritzt werden, da am Fasttag keine Mahlzeiten eingenommen werden.
- **Korrekturen:** sind in Form von schnell wirkendem Insulin oder schnell resorbierbaren Kohlenhydraten möglich. Da vor allem die Blutzuckerverläufe unter der reinen Basalinsulinwirkung beobachtet werden, sollte mit Korrekturen mit schnell wirkendem Insulin Zurückhaltung geübt werden. Oft kommt es unter der alleinig wirkenden Basalrate zu Blutzuckerabfällen. Diese sprechen für die Notwendigkeit einer Reduktion der Basalrate. Durch Korrekturen alle zwei Stunden während des Fasttages können solche Blutzuckerabfälle dann bis in den Hypoglykämiebereich führen. Diese ziehen dann oft gegenregulatorische Blutzuckeranstiege nach sich, welche die Interpretation des Verlaufs und die Einschätzung der Basalinsulinmenge erschweren und sind daher zu vermeiden. Korrekturen mit schnell wirksamen Kohlenhydraten sollten frühzeitig durchgeführt werden. Einerseits wird durch sie ein weiteres Absinken des Blutzuckers bis in die Hypoglykämie verhindert. Andererseits können gegenregulatorische Blutzuckeranstiege verhindert werden, wenn grundsätzlich ab Werten von 70 mg/dl eine Broteinheit in Form von Traubenzucker zugeführt wird.
- **Bewegung:** beeinflusst den Blutzuckerverlauf erheblich. Will man am Fasttag die reine Basalinsulinwirkung beobachten, könnte man diesen bei Bettruhe durchführen. Andererseits soll der Fasttag auch Informationen darüber liefern, wie sich im Alltag der Blutzuckerverlauf gestalten würde, wenn Hauptmahlzeiten ausfallen oder verschoben werden müssen. Da im Alltag ein gewisses Maß an Bewegung gegeben ist, empfiehlt es sich auch für den Fasttag, auf Bewegung nicht gänzlich zu verzichten, sondern die übliche Bewegung auszuüben, stärkere körperliche Belastung aber zu meiden.

Wann sollte man einen Fasttag halten?

Die nächtlichen Blutzuckerwerte, der Nüchternwert, der Wert vor dem Schlafengehen sowie im Tagesverlauf, zur Zeit reiner Basalratenwirkung, gemessene Werte sagen Wesentliches über den Basalinsulinspiegel aus. Daher gibt es für die Durchführung eines Fasttages zwei Gründe:

- Die Bestätigung der Richtigkeit der verwendeten Basalrate, ihrer Aufteilung und Menge. Der Fasttag erlaubt die genaue Beobachtung der Basalratenwirkung.
- Wenn es unerklärbare Blutzuckerverläufe gibt. Wenn die Blutzuckerverläufe nicht mehr nachvollziehbar sind, empfiehlt sich die Zerlegung des BASIS-BOLUS-Systems in seine Einzelteile. Es bringt Klarheit, sich die Blutzuckerverläufe unter der Basalrate anzusehen, die Basalrate gegebenenfalls anzupassen und dann eine Anpassung des Bolusinsulins und der anderen Insulindosen vorzunehmen.

Während eines Fasttages lebt der Körper von seinen Reserven an Kohlenhydraten. Da diese Reserven in begrenztem Ausmaß zur Verfügung stehen, verzerrt zu langes Fasten das Bild. Es sollte daher auf maximal 24 Stunden beschränkt werden.

Aussagen des Fasttages

Ein zu hoher Blutzuckerwert am Beginn des Fasttages muss durch Insulin korrigiert werden. Wenn am Fasttag ein hoher Ausgangswert über die Zeit gleichbleibt, ist ein Mangel an Basalinsulin nicht wahrscheinlich, während ein kontinuierlicher Anstieg aus einer unbefreidigenden Ausgangslage für einen Mangel an Basalinsulin spricht.
Im Alltag ist es auch möglich, nur einzelne Mahlzeiten auszulassen und das Fasten auf mehrere Tage zu verteilen. Dies erlaubt die Beurteilung begrenzter Zeiträume. So kann, wenn das Abendessen ausgelassen wird, der Zeitraum zwischen Mittagessen und Frühstück beobachtet werden. Ein Weglassen des Mittagessens erlaubt die Beobachtung des Blutzuckerverlaufs tagsüber. Das Weglassen des Frühstücks erlaubt die Beobachtung des nächtlichen Verlaufs sowie des Verlaufs in den Vormittagsstunden unter der Wirkung der Basalrate. Diese Form des Fasttags ist bei Verwendung einer Insulinpumpe verbreitet und heißt daher auch „Pumpenfasttag“ oder „fraktionierter“, aufgeteilter Fasttag. Er bietet sich aber auch bei der Verwendung von Verzögerungsinsulin als Basalrate an. Er erlaubt die gezielte Beobachtung bestimmter Tages- oder Nachtzeiten.

Messhäufigkeit

Um während des Fasttages den Blutzuckerverlauf beobachten zu können, empfiehlt es sich, zu den üblichen Zeitpunkten zu messen. Stündliche Messungen sind nicht sinnvoll. Wenn der Fasttag in der oben dargestellten Form durchgeführt wird, ist es sinnvoll, zunächst vor dem Schlafengehen zu messen, dann eine 24.00-Uhr- und eine 3.00-Uhr-Messung durchzuführen. Daran schließt der Nüchtern-Wert am Morgen an, gefolgt von einem Vormittagswert und dem Mittagswert. Eine Messung gegen 15.00 Uhr und die Messung vor dem wieder erfolgenden Abendessen sollten ein ausreichend genaues Bild für die Interpretation der Basalrate geben.

Interpretation

Die Aufgabe der Basalrate ist es, den Blutzuckerverlauf gleichmäßig zu gestalten. Es sollten weder wesentliche Anstiege noch Abfälle des Blutzuckers im Verlauf von 24 Stunden auftreten. Daraus ergibt sich, dass die Basalrate korrekt berechnet wurde, wenn es während eines Fasttages weder zu Anstiegen noch zu einem Abfallen des Blutzuckers kommt.

► **Je gleichmäßiger der Blutzuckerverlauf am Fasttag, umso besser ist die Basalrate eingestellt.** Es ist zu beachten, dass ein gleichmäßiger Blutzuckerverlauf um die 200 mg/dl während eines Fasttages bei jeder Messung für die Richtigkeit der gewählten Basalrate spricht, obwohl die gemessenen Blutzuckerwerte keineswegs zufrieden stellend sind! Zur Senkung der Werte wäre eine einmalige Korrektur mit schnell wirkendem Insulin durchzuführen. Daraufhin sollte der Blutzucker auf entsprechend tieferem Niveau ebenso gleichmäßig weiter verlaufen.

Heben Sie nicht die Basalrate an, weil Sie glauben, damit auf das Bolusinsulin verzichten zu können! Dies würde vielleicht zu einem kontinuierlichen Sinken des Blutzuckers bis in den Normbereich führen, das ist aber nicht die Aufgabe der Basalrate und würde bei niedrigen Ausgangsniveaus zu Unterzuckerungen führen!

► **Jedes kontinuierliche Absinken des Blutzuckers während des Fasttages bis hin zum Unterzuckerungsbereich spricht für eine Senkung der Basalrate. Kontinuierliche Anstiege des Blutzuckers während des Fasttages sprechen dafür, die Basalrate zu steigern.**

Anpassungen der Basalrate sollten in kleinen Schritten von höchstens zwei Einheiten pro Tag durchgeführt werden. Wird das Ziel durch eine erste Anpassung nicht erreicht, nehmen Sie eine weitere Anpassung vor, bis das Ziel erreicht wird. Durch das Vorgehen in kleinen Schritten werden Überanpassungen und Blutzuckerverläufe in die andere Richtung vermieden.
Waren während des Fasttages Blutzuckerkorrekturen notwendig, empfiehlt es sich, Basalratenänderungen erst ab einem Verbrauch von mehr als zwei Einheiten Insulin oder mehr als zwei Einheiten schnell resorbierbarer Kohlenhydrate vorzunehmen.

Ärztliche Kontrollen

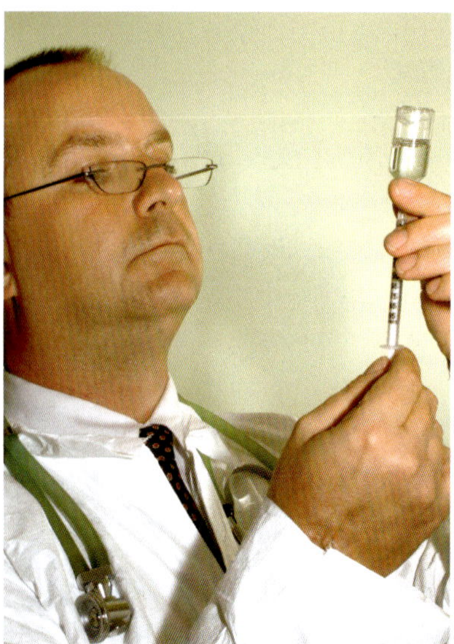

Da die BASIS-BOLUS-Insulintherapie nicht nur die unmittelbare Blutzuckersteuerung, sondern auch das Verhindern von Spätkomplikationen zum Ziel hat, sind regelmäßige ärztliche Kontrollen notwendig. Die Häufigkeit dieser Kontrollen liegt im Ermessen des Arztes und sollte nach den Richtlinien der Österreichischen Diabetes Gesellschaft (ÖDG) erfolgen.

Messwertprotokolle

Um die Wichtigkeit der Aufzeichnung von Blutzuckerverläufen, der eingenommenen Broteinheiten, der injizierten Insulinmengen, von Bewegung und anderen blutzuckerbeeinflussenden Faktoren darzustellen, stellt man die Frage: „Was bringt das?“ Die Antworten sind eindeutig:

- Aus dem aktuellen Blutzuckerwert liest man, ob die bestehenden Spielregeln korrekt angewendet werden.
- Aus der Blutzuckerhöhe kann man ersehen, ob sich eine Korrektur mit schnell wirkendem Insulin oder schnell resorbierbaren Kohlenhydraten anbietet.
- Bei den blutzuckerbeeinflussenden Besonderheiten sollten Bewegung und

Sport vermerkt sein, die sich auf Überlegungen zu einer Korrektur oder weiterer Broteinheitenzufuhr auswirken. Sind Fieber, Erkrankung oder Stress angeführt, ist von einem erhöhten Insulinbedarf auszugehen.
- Hat der Diabetesberater eine plausible Insulinmenge gefunden, sieht er sich noch die Tage davor an. Er sucht nach vergleichbaren Situationen und danach, ob sich damalige Überlegungen bestätigt oder widerlegt haben.

► **Aus den Eintragungen im Diabetes-Protokoll kann eine Empfehlung für die richtige Menge an Bolusinsulin gegeben werden.**
Der Diabetesberater sieht sich auch die Blutzuckerverläufe an. Er wird die Nachtwerte, die Werte zwischen den Werten vor dem Schlafengehen und den Nüchternwerten überprüfen. Eventuell wird er empfehlen, nächtliche Werte, die den Eindruck vervollständigen könnten, zusätzlich zu erheben. Bei plötzlichen überraschenden Blutzuckeranstiegen wird er nach Anzeichen für vorangegangene Unterzuckerungen suchen.
Wenn Sondersituationen eingetreten sind, die mit mehr Bewegung oder erhöhtem Insulinbedarf in Verbindung stehen, wird Ihr Diabetesberater weit in den Protokollen zurückgehen, um sich den Insulinbedarf und seine Veränderungen in der letzten vergleichbaren Situation anzusehen und daraus Schlüsse zu ziehen.
Ohne Aufzeichnungen kann der Diabetesberater lediglich beurteilen, ob die Insulindosen den derzeit gültigen Berechnungsregeln entsprechend korrekt ermittelt wurden. Das Protokoll bietet daher Ihrem Diabetesberater die Möglichkeit, viele den Blutzucker beeinflussende Umstände und die Auswirkungen seiner bisherigen Überlegungen in seine momentanen Überlegungen mit einzubeziehen.

Protokollführung

Es gibt viele Möglichkeiten der Protokollführung. Viele Firmen, die Insulin oder Blutzuckermessgeräte herstellen, aber auch Stoffwechselabteilungen an Krankenhäusern bieten Tagebücher oder Formulare zur Aufzeichnung der Messwerte an.
► **Ein unentbehrliches Hilfsmittel ist das Diabetikertagebuch. Hier werden die gemessenen Blutzuckerwerte, die BE der Mahlzeiten und gespritzte Insulinmengen eingetragen.** In das Diabetikertagebuch gehören

ebenso Angaben über ermittelte HbA1c-Werte, Urinbefunde, aufgetretene Hypoglykämiezeichen und Vorsorgeuntersuchungen. So hat man alles beisammen. Auch erfahrene Diabetiker sollten ihr Tagebuch weiterführen. Der individuelle Insulinbedarf kann sich im Krankheitsverlauf ändern, mit Hilfe der Aufzeichnungen lässt sich der Trend erkennen.
Für viele Blutzuckermessgeräte gibt es Software, mit deren Hilfe es möglich ist, die Messwerte auf den Computer zu überspielen und statistische Auswertungen der Werte vorzunehmen und die Werte auch an betreuende Ärzte zu übermitteln. Es gibt Software für Handys und Handheld-Computer, in welche die Werte eingegeben, überspielt und ausgewertet werden können. Diese haben den Vorteil, dass man sie für seine Überlegungen zur Hand hat.
Wer mehr Funktionen für Datenmanagement und -auswertung benötigt, kann die Verwaltung seiner Daten auch auf dem PC erledigen. Dafür gibt es spezielle, in Apotheken und im Sanitätsfachhandel erhältliche Computerprogramme, die das Diabetesmanagement wesentlich erleichtern. Die Daten werden dabei je nach Gerätetyp über die IR-Schnittstelle/IR-Adapter beziehungsweise Interfacekabel vom Blutzuckermessgerät auf den PC übertragen. Diese Programme ermöglichen die Darstellung der Blutzuckerwerte in aussagefähigen Grafiken, wie Gesamtverlauf, Standardtag oder Hypoglykämie-Bericht. Leicht verständliche Tortendiagramme zeigen die Verteilung der Werte für einzelne Tageszeiten. Die Software zum effizienten Diabetesmanagement kostet nicht mehr als herkömmliche Computerspiele.

Faktoren, die die Blutzuckerhöhe beeinflussen

Ernährung

- **Kohlenhydrate:** Die Zusammensetzung der Ernährung beeinflusst erheblich die Wirksamkeit des Insulins. Die gegessenen Kohlenhydrate entscheiden über die Geschwindigkeit des Blutzuckeranstieges. Vollkornprodukte bewirken einen langsamen Blutzuckeranstieg. Dies ist oft erwünscht, da dadurch zu hohe Werte nach dem Essen vermieden werden können. Zudem ist die Blutzuckersteigerung dauerhafter und damit vorteilhaft bei Bewegung.

- **Eiweiß:** Das mit der Nahrung zugeführte Eiweiß liefert wertvolle Baustoffe für die Bildung von Körpersubstanz (Strukturprotein) und von Hormonen und Abwehrstoffen (Funktionsprotein). Daher sollte auf die Auswahl hochwertigen Eiweißes geachtet werden. Allgemein ist unsere Ernährung zu eiweißreich, die für eine gesunde Ernährung empfohlenen Tagesmengen liegen bei 0,8 g pro kg Körpergewicht.
- **Fett:** Fett ist der energiereichste Nahrungsbestandteil. Ein Gramm Fett enthält 9 Kcal, während Eiweiß und Kohlenhydrate mit 4,2 Kcal weniger als die Hälfte an Energie liefern. Fette sind für die Bildung von Hormonen wichtig, wobei man aber hochwertigen pflanzlichen Fetten mit einem hohen Anteil an einfach und mehrfach ungesättigten Fettsäuren vorziehen sollte.

Die empfohlene Ernährung für Diabetiker entspricht den Grundsätzen einer für jeden empfohlenen gesunden Ernährung. Sie ist dadurch gekennzeichnet, dass Kohlenhydrate, Eiweiß und Fette in einem bestimmten Verhältnis zueinander stehen sollen.
Die Mahlzeiten sollten 50 Prozent ihrer Kalorien aus Kohlenhydraten liefern. Dies bedeutet einen oft ungewohnt hohen Kohlenhydratanteil. Wenn man eine Broteinheit mit 12 g Kohlenhydraten annimmt, so liefert sie mit 4,2 Kcal pro Gramm 50,2 Kcal. Eine Mahlzeit von vier Broteinheiten liefert somit rund 200 Kcal aus Kohlenhydraten. Daher sollten die Bestandteile Eiweiß und Fette ebenso 200 Kcal liefern. 30 Prozent davon sollten aus hochwertigen Fetten, 20 Prozent aus hochwertigem Eiweiß stammen.
Dies sind grundsätzliche theoretische Angaben und Empfehlungen. Für weiterführende Informationen zur Bedeutung der gesunden Ernährung und zu ihrer Umsetzung im täglichen Leben stehen DiätologInnen mit umfangreichem theoretischem und praktischem Wissen zur Verfügung.
Für die Insulindosierung ist die Nahrungszusammensetzung (Kohlenhydrate, Fette, Eiweiß) von großer Bedeutung. Ein hoher Eiweiß- und Fettanteil ist

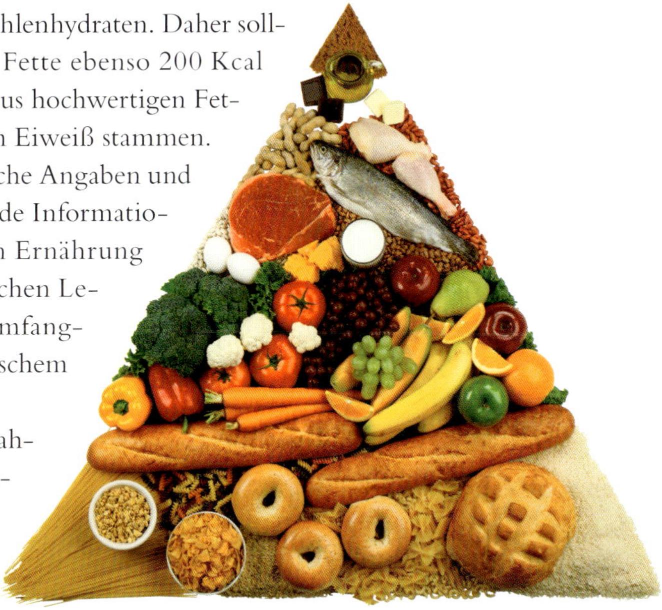

heute durch die mehrheitlich fleischorientierte Ernährung leider üblich. Bei einer kaloriengerechten Ernährung in Form von ausgewogener Mischkost ist oft eine Insulinwirkungsverbesserung zu beobachten, die sich in einem Rückgang des Insulinbedarfs ausdrückt.

Sport und Bewegung

Körperliche Aktivität verringert den Insulinbedarf. Ein tätiger Muskel verbraucht mehr Zucker. Durch die Muskelarbeit wird zusätzlich eine Anzahl von Mechanismen in Gang gesetzt, welche die Muskulatur für Insulin empfindlicher machen und eine bessere Insulinwirkung und die Verringerung der Insulindosen erlauben.
Durch diese Wirkungsverbesserung wird die Zuckerfreisetzung aus der Leber unterdrückt. Dies erklärt, warum körperliche Aktivität oft eine beachtliche Verminderung der Insulindosen und/oder Steigerung der Kohlenhydrataufnahme notwendig macht, um Unterzuckerungen zu vermeiden.

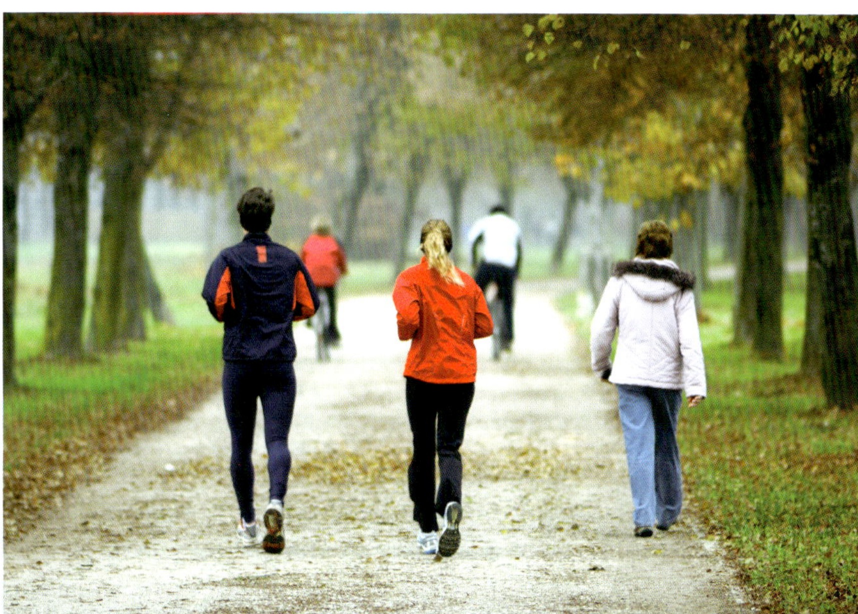

Reisen

Reisen wirken sich auf den Insulinbedarf auf unterschiedlichste Weise aus:

- Ist eine Reise mit erhöhter körperlicher Aktivität verbunden, gelten die Regeln für Sport und Bewegung.
- Ist eine Reise mit gesünderer Ernährung wie mit mediterraner Kost verbunden, so ist von der vermehrten Zufuhr an Pflanzenfetten und Fisch eine Verbesserung der Blutzuckersituation zu erwarten.
- Wärme kann in südlicheren Ländern eine bessere Durchblutung des Unterhautfettgewebes und eine bessere Insulinwirkung mit sich bringen.
- Die mit Reisen verbundene Erholung und der Wegfall von Stress wirken sich günstig auf die Blutzuckerwerte aus und verringern den Insulinbedarf.
- Reisen beeinflussen den gewohnten Tagesrhythmus. Zeitverschiebungen und Jet-lag verändern den Rhythmus der Insulinwirkungsschwankungen im Tagesverlauf. Daher ist an Reisetagen mit schwankenden Blutzuckerwerten und mit dem vermehrten Auftreten von korrekturbedürftigen Blutzuckerwerten zu rechnen.
- Bei Verwendung von mittellang wirkenden Insulinen als Basalinsulin kann während einer Reise in eine andere Zeitzone zu einem Zeitpunkt das Wirkende der letzten Basalinsulingabe erreicht werden, der nicht dem gewohnten Injektionszeitpunkt entspricht. Für diesen Fall empfiehlt es sich, durch einige Gaben von schnell wirkendem Insulin den Zeitraum bis zur Basalinsulininjektion zur entsprechenden Ortszeit zu überbrücken.

Krankheit

Entzündliche Erkrankungen, grippale Infekte, Verletzungen und Operationen, alle Ereignisse, die körperlichen Stress verursachen, führen zur vermehrten Ausschüttung von Stresshormonen wie Adrenalin und Kortisol. Diese Hormone helfen dem Körper durch Regelung der Infektabwehr, Stabilisierung des Kreislaufs und Verringerung von Blutverlusten bei Verletzungen, bewirken aber auch eine Steigerung der Blutzuckerfreisetzung aus den Speichern. Das führt zu oft beträchtlichen Blutzuckeranstiegen bis hin zu Insulinmangelerscheinungen, denen durch erhöhte Insulingaben Rechnung zu tragen ist.

„Sünde"

Speziell im Rahmen einer BASIS-BOLUS-Insulintherapie soll der gelegentliche Genuss von Speisen möglich , die sich nicht im Katalog „gesunder Lebensmittel" finden. Fett- und zuckerreiche Nahrungsmittel können gelegentlich gegessen werden, die Ermittlung des dafür notwendigen Bolusinsulins stellt sich als zusätzliche, oft nicht als unangenehm empfundene Aufgabe.
Will man Pizza, Speiseeis, Mehlspeisen, Süßigkeiten oder Ähnliches essen, stellt sich oft das Problem, die in diesen Speisen enthaltenen Kohlenhydrate abzuschätzen. Hier kann der Vergleich mit Markenprodukten, für die entsprechende Angaben aus Tabellen auf der Verpackung abzulesen sind, eine Hilfe bieten.
Der unterschiedliche Fettgehalt solcher Speisen beeinflusst die Geschwindigkeit des Blutzuckeranstieges. Ein hoher Fettgehalt verzögert die Aufnahme der Kohlenhydrate ins Blut. Darauf kann mit einem geeigneten Spritz-Ess-Abstand Bedacht genommen werden. Das Bolusinsulin für fettreiche Speisen kann, speziell bei niedrigem Ausgangwert, gegebenenfalls erst nach dem Genuss der Speise injiziert werden. Für Süßigkeiten mit geringem Fettgehalt ist die Injektion 10 bis 20 Minuten davor zu erwägen.
Um Erfahrungen für die Insulindosierung für diese Speisen zu sammeln, empfehlen sich Blutzuckerkontrollen vor sowie ein bis zwei Sunden, drei bis vier Stunden und fünf bis sechs Stunden nach der Mahlzeit. Die gewonnenen Erkenntnisse lassen sich dann auf das nächste derartige „Experiment" übertragen.

Alkohol

Wird Alkohol in geringen, überschaubaren Mengen getrunken, muss er nicht in die Berechnungen mit einbezogen werden. So haben ein kleines Bier, ein Achtel Liter Wein oder ein kleines Stamperl Schnaps (2 cl) keine nennenswerten Auswirkungen auf den Zuckerstoffwechsel. Wird diese Menge aber überschritten, so muss nach einem möglichen anfänglichen Blutzuckeranstieg mit einem Absinken des Blutzuckers gerechnet werden. Der Grund dafür liegt darin, dass die Leber während der Zeit des Alkoholabbaus bedeutend weniger Zucker an das Blut abgibt. Da die Leber pro Stunde nur 0,1 bis 0,15 Promille Alkohol entgiften kann, ist sie nach stärkerem Alkoholgenuss

für viele Stunden in ihrer Fähigkeit, Zucker an das Blut abzugeben, blockiert.
► **Es besteht verstärkte Hypogefahr!** Daher sind in Zeiten nach erhöhtem Alkoholgenuss unbedingt Unterzuckerungen zu vermeiden. Wird Alkohol getrunken, sollten zusätzliche Broteinheiten gegessen werden. Vor dem Schlafengehen sollte der Blutzucker angehoben beziehungsweise auf Korrekturen mit Insulin verzichtet werden. Weiters sollte man auch nachts den Blutzucker messen und tiefe Werte durch Broteinheitenaufnahme anheben.
Der Blutzucker kann nach abendlichem Alkoholgenuss bis in den nächsten spaten Vormittag hinein deutliche Tendenzen zum Absinken aufweisen!

Fastfood

Fastfood besteht meist aus einer hohen Zahl von Kohlenhydraten (Weißmehl, Pommes),viel Fett (Fleisch, Pommes) und Zucker (Cola). Diese Nährstoffe lassen den Blutzuckerwert stark nach oben schnellen und dann rasch wieder abfallen. Dadurch entsteht der Heißhunger auf den nächsten Snack.
Fastfood enthält deutlich zu viel Fett und Zucker und zu wenig Vitamine, Ballaststoffe und Mineralien. Ernährt man sich ausschließlich davon, kann dies schnell zu Übergewicht führen. Bei Diabetikern kommt hinzu, dass Fastfood zu starken Blutzuckerschwankungen führen kann, was die Insulindosierung und eine optimale Blutzuckereinstellung schwierig macht.
Natürlich braucht man als Diabetiker mit BASIS-BOLUS-Insulintherapie auf Fastfood nicht zu verzichten, man sollte sich aber darüber im Klaren sein, dass Fastfood genau das Gegenteil der empfohlenen Diabetikerkost ist. Immerhin bieten die großen Fastfoodketten aber Informationen über den BE-Gehalt ihrer Produkte an, die man sich ausfolgen lassen kann.

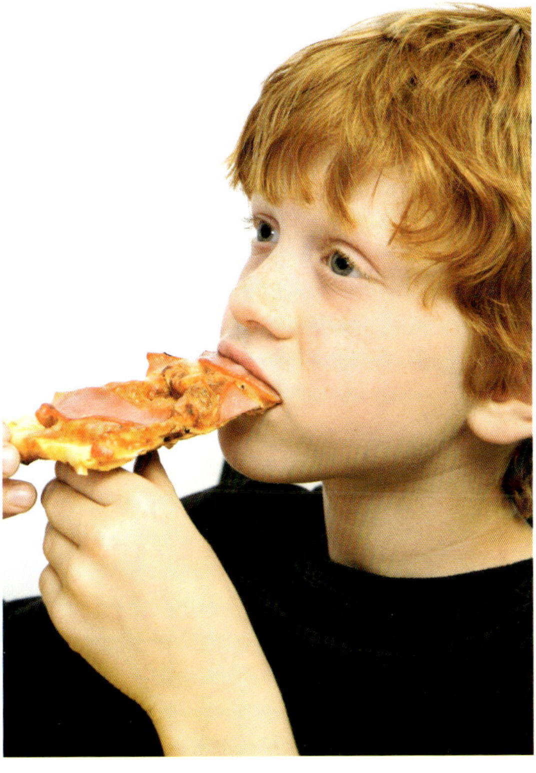

Arbeit

Hier gelten die Empfehlungen, die bereits im Kapitel „Sport und Bewegung“ (siehe Seite 82) gemacht wurden.
Körperlich anstrengende Arbeit führt zu einem Mehrverbrauch an Zucker und verbessert die Insulinwirkung. Soweit die vermehrte körperliche Aktivität absehbar ist, kann man ihr durch eine Verminderung des Insulins Rechnung tragen. Für unvorhersehbare oder unregelmäßig anfallende körperliche Aktivität durch Arbeit sind zusätzliche Broteinheiten notwendig. Bei niedrigem Ausgangswert oder kurz dauernder intensiver Belastung ist schnell resorbierbaren Kohlenhydraten der Vorzug zu geben. Bei Dauerbelastung sollte angestrebt werden, durch langsam resorbierbare Kohlenhydrate eine Blutzuckersteigerung über längere Zeit zu erzielen.
Schreibtischarbeiter, die sich nur am Wochenende körperlich betätigen (Gartenarbeit, Sport usw.) sollten einige grundlegende Regeln beachten. Sie sollten jedenfalls bei einem Anstieg des Kohlenhydratebedarfs zusätzlich etwas essen oder das Insulin weglassen!
Umgekehrt kann sich der Insulinbedarf bei körperlich anstrengender Arbeit unter der Woche deutlich von jenem zu Ruhezeiten (Wochenende) unterscheiden, was zu unterschiedlichen Insulindosierungsspielregeln führen kann.
Erlaubt die berufliche Tätigkeit keine körperliche Aktivität, ist mit einem gesteigerten Insulinbedarf zu rechnen.
► **Ein steigender Insulinbedarf führt in Verbindung mit einer kalorienreichen Ernährung langfristig zu Übergewicht, weshalb einer kaloriengerechten Ernährung hier besondere Bedeutung zukommt.** In diesem Fall sollte in der Freizeitgestaltung der Bewegung ein besonderer Stellenwert eingeräumt werden.

Stress

Wenn sich der Urmensch einem Konflikt gegenüber sah, so konnte er diesen durch Zuschlagen und Kampf lösen oder ihm durch Flucht aus dem Wege gehen. Für beides benötigte er eine gut durchblutete Muskulatur und ein erhöhtes Angebot an Blutzucker. Verschiedene Symptome bei Stress wie Zittern, Schwitzen, Gesichtsröte, erweiterte Pupillen, beschleunigter Herzschlag und beschleunigte Atmung deuten darauf hin, dass auch in uns noch

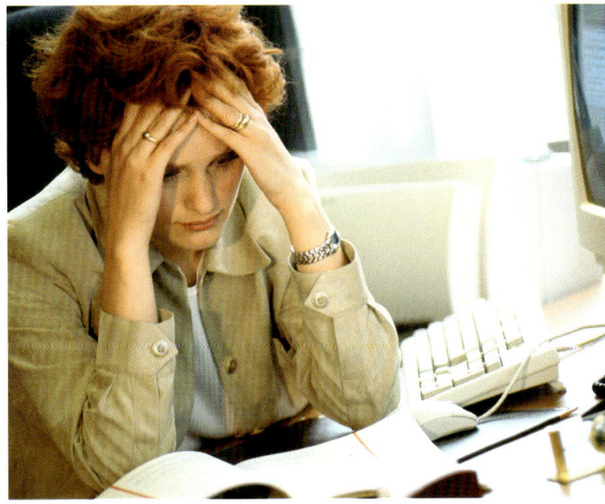

Reste des Urmenschen leben. Da aber kaum jemand bei modernem Bürostress fliehen oder angreifen muss, gelangt der bereitgestellte Blutzucker nicht zur Verwendung und dies ist eine der Erklärungen, warum unter Stress erhöhte Blutzuckerwerte zu beobachten sind.
Der Einfluss von Stress auf die Blutzuckerwerte wird von wissenschaftlicher Seite unterschiedlich gesehen. Für die Selbstbeobachtung liefert er aber Erklärungen für ansonsten nicht erklärbare hohe Blutzuckerwerte.
Stress ist im Alltag oft nicht vermeidbar. Ein gewisser Anteil von Stress ist anregend und erfüllt unser Leben. Erst wenn der Stress das gesunde Ausmaß übersteigt, führt er zu Beeinträchtigungen.
Wenn es sich ergibt, dass in bestimmten Situationen immer wieder stressbedingte Zuckeranstiege erfolgen, so wäre es zielführend, diese Situationen hinkünftig zu vermeiden. Ein Diabetiker erhält hier sozusagen ein Zeichen, das der Nichtdiabetiker nicht erhält. Ist eine Klärung möglich, so entspannt sich oft auch das restliche Leben erheblich und die stressbedingten Blutzuckeranstiege unterbleiben. Damit kann die Klärung von belastenden Situationen und Beziehungen zur Verbesserung der Blutzuckersituation führen.

Praxis der Einstellung

Gibt es „die ideale Einstellung"?

Oft wird in der erhofften oder angestrebten „Einstellung" eine Insulindosis gesehen, die, einmal gefunden, möglichst lebenslang stimmt und gilt und die auch auf möglichst alle Lebenssituationen anwendbar ist. Allein im letzten Kapitel wurden aber acht Themen besprochen, die den Blutzucker beeinflussen können. Demnach verlangen veränderte Blutzuckerverläufe nach einer

Veränderung des Vorgehens mit Insulin. Mit einer BASIS-BOLUS-Insulintherapie hat man diese Möglichkeiten. Man kann ständig zu hohe oder zu niedere Blutzuckerwerte korrigieren, sei es durch schnell wirkendes Insulin, Bewegung, Kohlenhydratezufuhr oder Anpassung der Insulindosierungsspielregeln. Es geht also weniger um das Finden einer allgemein gültigen und dauerhaften „Einstellung", sondern viel mehr um eine laufende Anpassung.

Was lese ich aus meinen kontrollierten Blutzuckerwerten?

- **„Der Blick zurück":** Jeder erhobene Blutzuckerwert ist das Ergebnis einer oder mehrerer in den letzten 3 bis 28 Stunden gespritzten Insulindosen. Das vor 12, 20 oder 28 Stunden gespritzte Langzeitinsulin ist für ihn ebenso verantwortlich wie das vor drei Stunden gespritzte schnell wirkende Insulin, sei es als Bolusgabe, Fixrate oder Korrekturgabe.
- **Der „Blick nach vorne":** Künftig zu messende Blutzuckerwerte sind das Ergebnis der soeben gespritzten Insulinmengen. Eine neu gewählte Basalinsulindosis wird den Blutzucker die nächsten 12, 20 oder 28 Stunden beeinflussen, eine Bolusgabe, die Fixrate oder eine Korrekturinsulingabe wird das drei Stunden lang tun.

Wenn man die Messzeitpunkte so legt, dass man zum Ende der Wirkzeit der letzten Gabe des schnell wirkenden Insulins misst, lässt sich einerseits die Richtigkeit der Menge ablesen, aus dem Verlauf bis hin zur nächsten Bolusinsulingabe lassen sich andererseits Schlüsse auf die Richtigkeit der Basalinsulindosis ziehen. Messungen ein bis zwei Stunden nach der letzten Gabe eines schnell wirkenden Insulins erlauben die Beurteilung des Spritz-Ess-Abstandes. Am besten lässt sich ein Diabetikertag in acht Blutzuckermessungen (Uhrzeiten nur angenommen) darstellen:

06.00 Uhr Morgenwert vor dem Frühstück (Nüchternwert)
08.00 Uhr Vormittagswert (postprandialer Wert)
09.00 Uhr Drei-Stunden-Wert
12.00 Uhr Mittagswert (vor dem Mittagessen)
15.00 Uhr Nachmittagswert
18.00 Uhr Abendwert (vor dem Abendessen)
22.00 Uhr Spätwert (vor dem Schlafengehen)

Die nächtlichen Werte und der Morgenwert (6.00 Uhr): Der Morgenwert, auch Nüchternwert genannt, ist weitgehend das Ergebnis der Basalratenwirkung.
► **Grundsätzlich gilt, dass ein Morgenwert, der die gleiche Höhe aufweist wie der vor dem Schlafengehen gemessene Wert, für die Richtigkeit der Basalrate spricht.**
Die Aufgabe der Basalrate besteht darin, den Blutzucker gleichmäßig auf einem Niveau zu halten, kein Absinken zu verursachen und keinen Anstieg zu erlauben. Da während des Schlafs keine Mahlzeiten eingenommen werden, kein Bolusinsulin wirkt und sonstige blutzuckerbeinflussende Faktoren wegfallen, ist der nächtliche Blutzuckerverlauf für die Beurteilung der Basalratendosis besonders wichtig. Liegt der Morgenwert **unter** dem Wert vor dem Schlafengehen, spricht das für eine zu hoch angesetzte Basalrate, da diese offensichtlich von sich aus den Blutzucker über Nacht absenkt. Die Lösung liegt in einer Absenkung der Basalrate. Liegt der Morgenwert **über** dem Wert vor dem Schlafengehen, gibt es drei Hauptursachen: zu wenig Basalinsulin, zu viel Basalinsulin, oder das Dawn-Phänomen (Abbildung).

- **Zu wenig Basalinsulin** (Abb. Kurve 1): Idealerweise nimmt man vor einer Veränderung der Basalrate nächtliche Messungen vor. Als Messzeitpunkte bieten sich Messungen um 24.00 Uhr und 3.00 Uhr nachts an, da diese, gemeinsam mit dem Wert vor dem Schlafengehen betrachtet, ein deutliches Bild des nächtlichen Verlaufs bieten. Liegt der 24.00-Uhr-Wert über dem vor dem Schlafengehen gemessenen, der 3.00-Uhr-Wert wieder über dem 24.00-Uhr-Wert und der Morgenwert wieder über jenem, das heißt wir finden steigende Blutzuckerwerte, so spricht dies deutlich für fehlendes Insulin während der Nachtstunden und die Basalrate ist anzuheben.

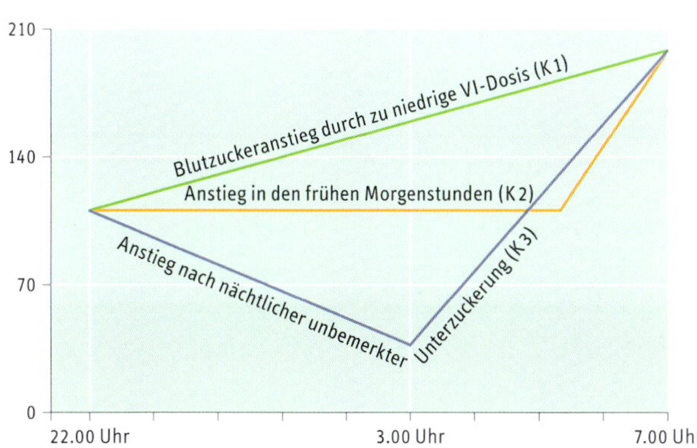

Nebenstehende Abbildung zeigt **mögliche Blutzuckerverläufe in der Nacht bei erhöhten Blutzuckerwerten** (Kurven K1 bis K3) in mg/dl (L157)

- **Zu viel Basalinsulin und nächtliche Unterzuckerung** (Kurve 2): Sinkt der Blutzucker über Nacht bis in den Unterzuckerungsbereich ab, ist oft ein erhöhter morgendlicher Blutzuckerwert zu beobachten. Dieser wird mit hoher Wahrscheinlichkeit durch die oben beschriebene Gegenregulation ausgelöst. Es gilt, nächtliche Unterzuckerungen aufzuspüren und durch eine Senkung der Basalrate auszuschalten. Nächtliche Unterzuckerungen bleiben häufig unbemerkt oder verursachen geringe Folgesymptome wie Kopfschmerzen oder Albträume, daher kommt den nächtlichen Messungen für ihre Aufspürung besondere Bedeutung zu. Wenn man bei plötzlich erhöhten Morgenwerten an die Möglichkeit nächtlicher Unterzuckerungen als Auslöser denkt, vermeidet man auch unnötige Insulinerhöhungen, zu denen hohe Morgenwerte andernfalls verleiten würden. Dies ist auch eine wichtige Maßnahme zur Vermeidung einer Herabsetzung der Insulinwirkung durch zu hohe Insulindosen (Insulinresistenz).
- **Morgengrauen-/Dawn-Phänomen** (Kurve 3): Eine nächtliche Wachstumshormonausschüttung kann einen typischen Blutzuckeranstieg zwischen in den frühen Morgenstunden bewirken. Verläuft der Blutzucker bis 3.00 Uhr konstant ohne Unterzuckerung und liegt der Morgenwert höher, so ist das ein Hinweis auf ein Dawn-Phänomen. Die Abhilfe besteht darin, in diesem Zeitraum mehr Insulin zur Verfügung zu stellen. Dies kann versucht werden, indem man lang wirksames Basalinsulin am Abend spritzt oder bei zweimal täglicher Gabe von Basalinsulin die bisherige Morgengabe in die Mittagszeit verlegt. Mittellang wirkendes Insulin, spätabends gespritzt, entfaltet zu dieser Zeit einen Wirkungsgipfel, der diesen Anstieg glätten kann. Wenn eine Insulin-Pumpen-Therapie vorstellbar ist, kann die Basalrate so programmiert werden, dass über diese Zeit mehr Insulin abgegeben wird. Eine nächtliche Gabe von schnell wirkendem Insulin glättet die Blutzuckeranstiege zwar eindrucksvoll, wird aber realistischerweise meist nicht durchführbar sein.

Der Vormittagswert (8.00 Uhr) – „Postprandialer“ oder „Ein-bis-Zwei-Stunden-Wert“: Blutzuckerwerte, die ein bis zwei Stunden nach der Injektion von Bolusinsulin und einer Mahlzeit gemessen wurden, liegen zeitlich in der Hälfte der Wirkungszeit des Bolusinsulins. Das bedeutet, dass die zweite Hälfte der Insulinwirkung noch abzuwarten ist und daher über die Richtigkeit der injizierten Dosis noch nichts ausgesagt werden kann. Zeigen Werte, die nach drei Stunden gemessen wurden, dass sich der Blutzucker üblicherweise wieder im Normbereich einpendelt, so geben nach ein bis zwei Stunden gemessene Werte lediglich Aufschluss über die Richtigkeit des gewählten Spritz-Ess-Abstandes.

- **Hohe Blutzuckerwerte** nach ein bis zwei Stunden legen daher nahe, bei schnell wirkendem Analoginsulin zwischen der Insulininjektion und der darauf folgenden Mahlzeit einen Zeitabstand von 10 bis 20 Minuten zu lassen. Wenn der Wert nach drei Stunden wieder im Ausgangsbereich liegt, spricht das für die Richtigkeit der gewählten Bolusinsulindosis und Steigerungen wären mit einer Unterzuckerungsgefahr zu dieser Zeit verbunden. Durch einen Spritz-Ess-Abstand kann das Insulin zu einer schnelleren Wirkung gebracht werden, die diesen Anstieg abfängt. Hohe Werte zu dieser Zeit sprechen dafür, dass die Insulininjektionsstelle nicht optimal gewählt worden ist. Spritzt man das Insulin in fettgewebsreiche Stellen des Körpers, ist mit einer langsamen Aufnahme des Insulins zu rechnen. Obwohl aus der Bauchgegend die Insulinaufnahme üblicherweise am raschesten erfolgt, empfiehlt sich ein Wechsel in den fettgewebsärmeren Oberbauch oder auch den Oberarm, wenn die Injektion in den fettgewebsreicheren Bezirk unterhalb des Nabels oder gar in dort befindliche knotige Fettgewebsansammlungen (Lipohypertrophien – „Lipos“) zu wiederholten Blutzuckeranstiegen ein bis zwei Stunden nach dem Essen führt.
- **Tiefe Blutzuckerwerte** ein bis zwei Stunden nach dem Frühstück – in diesem Fall könnte man eine Insulingabe nach dem Essen versuchen. Es empfiehlt sich zunächst die Zufuhr von Kohlenhydraten um den Blutzucker anzuheben. Liegt der Blutzucker über 70 mg/dl, kann dies in Form langsam resorbierbarer Kohlenhydrate, bei Werten unter 70 mg/dl in Form schnell resorbierbarer Kohlenhydrate erfolgen.

Um ein wiederholtes Absinken des Blutzuckers zu dieser Zeit zu vermeiden, ist Ursachenforschung nötig: Wurde absehbare Bewegung durch das Weglassen von Bolusinsulin berücksichtigt? Wurde nicht absehbarer Bewegung durch zusätzliche Broteinheiten Rechnung getragen?

Der Drei-Stunden-Wert (9.00 und 15.00 Uhr): Dieser Wert, drei Stunden nach einer Bolusinjektion erhoben, sagt grundsätzlich etwas über die Dosis an Bolusinsulin aus. Ist der Wert erhöht, spricht dies für zu wenig Bolusinsulin zum Essen. Tritt dieses Problem nur an Vormittagen auf, erklärt es sich durch

einen erhöhten Insulinbedarf in den Vormittagsstunden. Diesem kann durch eine Steigerung der morgendlichen Bolusrate oder das Einführen einer morgendlichen Fixrate Rechnung getragen werden.
Für ersteres Vorgehen spricht, dass am Vormittag eine schlechtere „Insulinwirksamkeit" besteht und daher auch für jede zugeführte Broteinheit mehr Insulin nötig ist. Wenn man die morgendliche Bolusrate von 1 I.E. pro BE auf 1,2 I.E. steigert, erhöht sich für 4 BE die Insulinmenge um 1 I.E., was diesen Mehrbedarf an Insulin abdecken kann. Bleibt der Drei-Stunden-Wert dennoch hoch, bieten sich weitere Erhöhungen an.
Wenn das Frühstück einmal ausfällt, ist darauf zu achten, dass die Zusatzdosis trotzdem zu spritzen ist. Diese Lösung bietet sich vor allem bei schwankendem BE-Gehalt des Frühstücks an.
Werden zum Frühstück konstante Broteinheitenmengen gegessen, kann eine Fixrate im Ausmaß von 1 bis 4 I.E. eines schnell wirkenden Insulins einberechnet werden. Es empfiehlt sich, zunächst um 1 I.E. zu erhöhen und die Menge langsam zu steigern, bis ein idealer Drei-Stunden-Wert erreicht ist.

Der Mittagswert (12.00 Uhr): Der Mittagswert liefert die Basis für die Berechnung des Bolusinsulins für die nächste Mahlzeit und für Überlegungen betreffend allfälliger Korrekturen.
Ist der letzte gemessene Wert ein Drei-Stunden-Wert, der am Ende der Wirkungszeit der letzten Bolusgabe erhoben wurde, so kann davon ausgegangen werden, dass kein schnell wirkendes Insulin mehr wirksam ist. Ab diesem Zeitpunkt hat die Basalrate die Führung des Blutzuckers übernommen. Ein gleichmäßiger Verlauf bis hin zum Mittagswert spricht für die Richtigkeit der Basalrate.
Lag der Drei-Stunden-Wert im Normbereich und ist es auch der Mittagswert, so spricht dies für eine richtig dosierte Basalrate. War der Drei-Stunden-Wert erhöht und liegt der Wert vor dem Mittagessen in der gleichen Höhe, so fehlte es an schnell wirkendem Insulin beim Frühstück. Fehlte schnell wirkendes Insulin beim Frühstück, ist es in Form einer Fixrate oder einer erhöhten morgendlichen Bolusrate zu steigern. Das gleich bleibende Niveau bis zum Mittag spricht für eine richtige Basalrate, die von sich aus an der Blutzuckerhöhe offensichtlich nichts ändert.
Liegt der Drei-Stunden-Wert im Normbereich, ist der Mittagswert aber erhöht, ist die morgendliche Dosis an schnell wirkendem Insulin als ausreichend

anzusehen, es fehlt aber an Basisinsulin. Liegt der Drei-Stunden-Wert im Normbereich und liegt der Mittagswert tiefer, spricht das für zu viel Basalratenwirkung, daher ist die Basalrate zu senken.
Die Verläufe zwischen dem Drei-Stunden-Wert und dem darauf folgenden Wert liefern somit Indizien für die Überlegungen zur Basalrate.

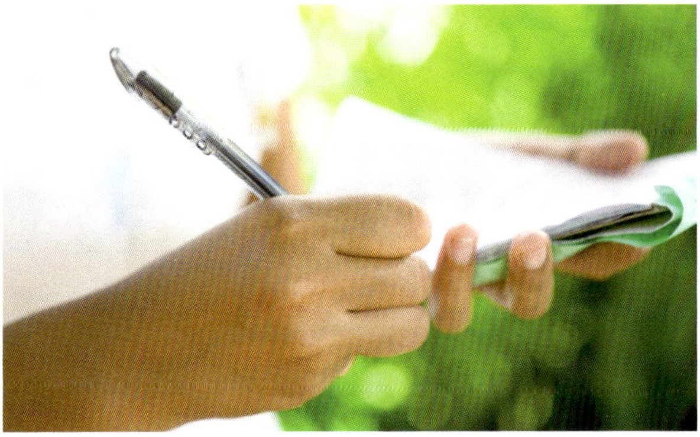

Der Nachmittagswert (15.00 Uhr): Misst man den Blutzucker gegen 15.00 Uhr nachmittags, ermittelt man damit einen Drei-Stunden-Wert. Er sagt etwas über die richtige Dosierung des schnell wirkenden Insulins pro BE und die richtige Berechnung von Korrekturgaben vor dem Mittagessen aus. Wiederholt auftretende hohe Werte zu dieser Tageszeit verlangen nach einer Steigerung der Bolusrate zum Mittagessen.
Erreichten die Werte gegen 15.00 Uhr trotz einer Korrektur nicht das erwünschte Niveau, so ist der Korrekturfaktor zu überdenken. Tritt eine solche Erhöhung gelegentlich auf, bietet sich eine Fehleinschätzung der Broteinheiten beim Mittagessen als Erklärung an. Weiters könnte Bewegung weggefallen sein, die ansonsten zu dieser Zeit den Blutzucker senkt.
Liegt der Wert um 15.00 Uhr wiederholt zu tief, spricht das für zu viel schnell wirkendes Insulin und eine Fehleinschätzung der mittags gegessenen Broteinheiten. Die Mittags-Bolusrate ist dann zu reduzieren. Kam es nach einer Korrektur zu einem zu tiefen 15.00-Uhr-Wert, ist, wenn dies mehrmals der Fall ist, der Korrekturfaktor zu überdenken,

Der Abendwert (18.00 Uhr): Der vor dem Abendessen gemessene Wert liefert, wie der Mittagswert, die Basis für die Berechnung des Bolusinsulins für die darauf folgende Mahlzeit.

- Ist ein erhöhter Wert zu korrigieren?
- Ist für einen knappen Wert (unter 90 mg/dl) schnell wirkendes Insulin wegzulassen?
- Sollte bei Werten unter 60 mg/dl eine schnell resorbierbare Broteinheit gegessen und das Bolusinsulin zusätzlich reduziert werden?

Angesichts dieser Überlegungen empfiehlt sich ein Blick auf den Blutzuckerverlauf des letzten Tages oder der letzten Tage zur selben Tageszeit und das Ergebnis der entsprechenden Überlegungen. Zwischen dem Ende der Wirkungszeit der letzten mittäglichen Bolusinsulinmenge und dem Abendwert wurde der Blutzuckerverlauf von der Basalrate gestaltet.

- Ein Absinken des Blutzuckers während dieser Zeit spricht für zu viel,
- ein Anstieg des Blutzuckers während dieser Zeit für zu wenig Basalinsulin,
- ein gleichmäßiger Verlauf spricht für die Richtigkeit der Basalrate.

Der entscheidende Blutzuckerverlauf für Überlegungen zur Veränderung der Basalrate ist nach wie vor der nächtliche, da hier die Blutzuckergestaltung über mehrere Stunden ausschließlich der Basalrate obliegt. Die Verläufe zwischen den Wirkzeiten der schnell wirkenden Insulingaben liefern aber zusätzliche Indizien für diese Überlegungen.

Der Spätwert (22.00 Uhr): Spätwerte werden vor dem Schlafengehen gemessen und liegen häufig auch am Ende der Wirkungszeit der abendlichen Bolusinsulingabe. Wird dieser Wert drei Stunden nach der letzten Bolusinsulingabe ermittelt, sagt er etwas über die Richtigkeit des für das Abendessen injizierten schnell wirkenden Insulins aus.

- Stimmt die für das Abendessen angenommene Bolusrate?
- Bestätigt das Korrekturergebnis eines erhöhten Wertes den (eventuell für diese Tageszeit gesondert angenommenen) Korrekturfaktor?
- Wurde ein knapper Ausgangswert ausreichend durch Weglassen von Insulin (Blutzucker unter 90 mg/dl) oder durch eine zusätzliche schnell resorbierbare Broteinheit und zusätzliches Weglassen von Insulin (Blutzucker unter 60 mg/dl) berücksichtigt?

Ab nun übernimmt die Basalrate für die Nacht die Blutzuckersteuerung. Daher ist der Wert vor dem Schlafengehen gleichzeitig der erste nächtliche Wert, der für die Beurteilung der Richtigkeit der Basalrate zur Verfügung steht. Liegt dieser Wert zu hoch, hält jedoch die Basalrate die Werte über Nacht in der gleichen Höhe, bestätigt der gleichmäßige nächtliche Verlauf die Richtigkeit der Basalrate. Wird dieser Wert korrigiert, so ist von der Basalrate zu erwarten, dass sie den Blutzucker dann über Nacht auf dem korrigierten niedrigeren Niveau hält. Sind solche Korrekturen des Spätwertes wiederkehrend nötig, ließe er sich durch eine Steigerung der abendlichen Bolusrate oder durch eine abendliche Fixrate in den Normbereich absenken. Dieser

sollte dann von der Basalrate in ebenso unveränderter Höhe über die Nacht hinweg bis zum Morgenwert im Normbereich geführt werden.
Damit schließt sich der Kreis der Messungen. Anhand von Messungen zu den erwähnten Zeitpunkten ist es möglich, den Tagesverlauf durchgehend zu beobachten und einen Eindruck zu bekommen, ob vorwiegend das schnell wirksame oder das Basalinsulin für Schwankungen verantwortlich ist.

Allgemeine Richtlinien zur Selbstanpassung

Aus dem bisher Gelesenen kann der Eindruck entstehen, Blutzuckerverläufe seien ein vorhersehbares, mathematisches Ergebnis des Zusammenwirkens von Insulin und Broteinheiten, eventuell noch der Bewegung. Unvorhergesehene Werte und Blutzuckerverläufe erinnern jedoch häufig daran, dass diese messbaren Blutzuckerwerte von zahlreichen Stoffwechselvorgängen im Körper beeinflusst werden.
Die Stoffwechselvorgänge in unserem Körper beruhen auf dem Zusammenspiel unterschiedlichster Verdauungssäfte, Hormone, der Tätigkeit des Zentralnervensystems und zum Teil auch psychischer Einflüsse. Diese Einflüsse sind gelegentlich vorhersehbar, selten beeinflussbar, aber kaum berechenbar. Dennoch kann mit der richtigen Erkenntnis der messbaren Bestandteile eine gute, genaue und wunschgemäße Steuerung des Blutzuckers möglich sein. Die BASIS-BOLUS-Insulintherapie bietet genaue Regeln, mit denen nicht zufrieden stellende Blutzuckerverläufe korrigiert werden können. Wenn man aber auch dem Unvorhersehbaren seinen Platz im Gesamtbild einräumt, hat dies zwei Vorteile:

- Man lebt in der realistischen Einschätzung seiner Krankheit, dass zwar vieles, aber nicht alles beeinflussbar ist.
- Es entfallen Schuldgefühle, die angesichts von Werten außerhalb des Zielbereichs als eingelerntes Verhaltensmuster oft auftreten.

► **Für die Korrektur von Werten außerhalb des Zielbereiches durch die Anpassung der Insulindosierungsspielregeln sollte man sich immer vor Augen halten, dass die Beeinflussungen des Blutzuckerverlaufs oft keiner erkennbaren Gesetzmäßigkeit unterliegen.** Folgende Frage ist in diesem Fall zu stellen: „War der außerhalb des Zielbereichs liegende Wert ein erklärbares Einzelereignis oder wird er zur Tendenz?"

Ein einzelner, außerhalb des Zielbereichs oder des gewohnten Verlaufs liegender Wert sollte darauf aufmerksam machen, dass eine Richtungsänderung der Blutzuckerverläufe eingetreten ist. Gegebenenfalls kann eine momentane Korrektur mit schnell wirkendem Insulin oder anderen Korrekturmaßnahmen (zum Beispiel Bewegung) durchgeführt werden. Damit ist das Problem oft behoben. Zeigen sich aber am nächsten Tag oder an den nächsten Tagen ähnliche Blutzuckerwerte oder -verläufe, wird das Ereignis zur Tendenz und erfordert die Erforschung der Ursachen und dann meist auch die Anpassung eines oder mehrerer Bausteine der BASIS-BOLUS-Insulintherapie.
Grundsätzlich gilt, dass es in vielen Fällen gelingen wird, nach Beobachtung der Blutzuckerverläufe außerhalb des erwünschten Zielbereiches selbst Ursachen der Werte und Verläufe zu finden. Ein „Blick zurück" auf mögliche Ursachen der Verläufe des Vortages zur selben Tageszeit und ein „Blick voraus" auf zu erwartende blutzuckerbeeinflussende Gegebenheiten (Sport, Bewegung, Mahlzeitenumfang) liefern die Grundlage für die Entscheidungen zur Korrektur. Diese können durch Ernährungsanpassung oder durch Korrekturen mit schnell wirksamem Insulin durchgeführt werden und sollten den Blutzuckerwert in absehbarer Zeit wieder in den Zielbereich bringen.
Zeigen die Verläufe der vorangegangenen Zeit Ursachen für erhöhte oder zu niedrige Werte, ist zu überlegen, welche Insulinart in der BASIS-BOLUS-Insulintherapie die Ursache für die Werte außerhalb des erwarteten Bereichs ist. Liefern die selbst beschlossenen Korrektur- und Anpassungsversuche nicht das gewünschte Ergebnis, empfiehlt es sich, den Rat eines mit der BASIS-BOLUS-Insulintherapie erfahrenen Arztes, Diabetesberaters oder eines Stoffwechselzentrums einzuholen.

Wie verändere ich mein Bolusinsulin? Das Bolusinsulin wirkt bis zu drei (Analoginsulin) oder vier Stunden (Humaninsulin) nach seiner Injektion. Kleine Dosen wirken kürzer, große länger. Die Überprüfung, ob die richtige Dosis an Bolusinsulin verabreicht wurde, kann daher erst nach dieser Zeit, nach Abschluss der Insulinwirkung erfolgen. Bleibt der Blutzucker wiederholt zu hoch, ist die Bolusrate zu steigern, sinkt er wiederholt in zu tiefe Bereiche ab, ist sie zu senken.
Grundsätzlich ist ein Vorgehen in möglichst kleinen Schritten zu empfehlen. Steigerungen der Bolusrate in Zwei-Zehntel-I.E.-Schritten sind ausreichend und wirken sich durchaus aus, da meist mehrere Broteinheiten pro Mahlzeit

gegessen werden. So ergibt eine Steigerung der Bolusrate von 1,0 auf 1,2 I.E. Insulin bei vier gegessenen Broteinheiten bereits eine Steigerung um 0,8 I.E., die auf eine Einheit aufzurunden ist. Sinngemäßes gilt für Verringerungen der Bolusrate.

Wie verändere ich mein Basalinsulin? Mittellang wirkendes Verzögerungsinsulin wirkt 12 bis 14 Stunden. Bei Verwendung dieser Insuline ist eine gezielte zeitliche Beeinflussung der Verläufe zu bestimmten Tageszeiten möglich. So kann dem in der Nacht möglicherweise reduzierten Insulinbedarf entsprochen werden, indem die abendliche Basalinsulingabe um ein bis zwei Einheiten reduziert wird. Grundsätzlich sollten morgens und abends möglichst gleiche Insulinmengen verwendet werden.

Lang wirksames Analoginsulin mit 20- bis 24-stündiger Wirkungsdauer sollte grundsätzlich zweimal täglich injiziert werden. Da beide Gaben überlappend wirken, sollte eine Mengenanpassung morgens und abends in gleicher Höhe durchgeführt werden.

Lang wirksames Analoginsulin mit bis zu 28-stündiger Wirkung ist grundsätzlich einmal täglich zu spritzen. Zeigt der Blutzuckerverlauf zufrieden stellende Werte während des Großteils der Wirkungsdauer, gegen Ende jedoch ein Ansteigen bis zur nächsten Insulingabe, spricht das für eine zu früh nachlassende Wirkung. Das tritt vor allem auf, wenn nur geringe Basalinsulidosen benötigt werden. Dies kann durch eine Aufteilung der Gesamtdosis in eine morgendliche und eine abendliche Gabe halber Dosis behoben werden.

Auch bei lang wirksamem Analoginsulin sollten Dosisanpassungen das Ausmaß von zwei Einheiten pro Tag nicht überschreiten. Wenn möglich sollten vor den Dosisanpassungen nächtliche Blutzuckerwerte erhoben werden.

► **Die wichtigsten vier Faktoren**, die man immer untersuchen muss, wenn sich am Blutzuckerverlauf etwas ändert:

- Sind die BE richtig eingeschätzt?
- Alkohol getrunken?
- Wie steht es mit Sport und Bewegung?
- Gibt es viel Aufregung und Stress?

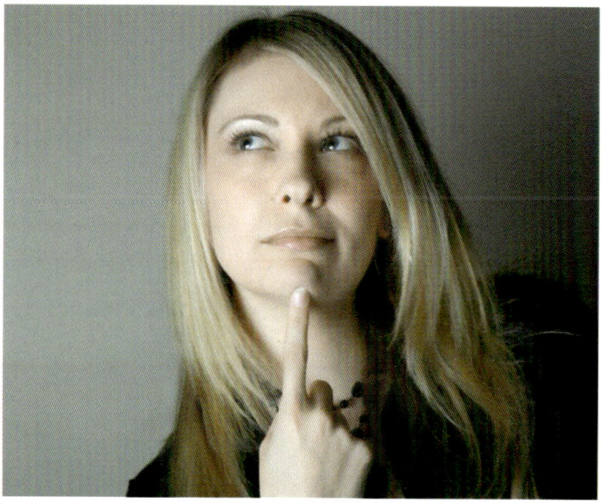

Ein Tag im Messprotokoll – Problembehebung

Im Folgenden werden verschiedene Blutzucker-Verlaufssituationen, wie sie sich im täglichen Leben ergeben können, als Beispiele angeführt und Klärungs- und Lösungsvorschläge gezeigt. Verwendet werden Blutzucker-Protokolle, die die Zeit, die aktuelle Höhe des Bluttzuckers, eingenommene BE sowie die gespritzten Basis- und Bolusdosen angeben.

Für alle Beispiele gelten folgende Algorithmen (Insulindosierungsspielregeln):

Basalrate wie angegeben,

Bolusrate 1 I.E. (Insulineinheit) schnell wirkendes Analoginsulin pro BE,

Korrekturfaktor 1 I.E. schnell wirkendes Analoginsulin senkt den Blutzucker um 50 mg/dl,

1 schnell resorbierbare BE hebt den Blutzucker um 50 mg/dl.

Probleme in der Nacht – Der Nüchternwert

Beispiel 1: Blutzucker sinkt in der Nacht ab

Bolus 1 I.E. pro BE

Korrektur 1 I.E. senkt den Blutzucker um 50 mg/dl

Basis Insulatard

Datum	Uhrzeit	1	2	3	4	5	6	7	8	9	10	11	12	13	14	15	16	17	18	19	20	21	22	23	24	gesamt
Tag 1	BZ																		123			98			38	MBG
	BE																		4						1	BE
	Bolus																		4							Bolus
	Basis																					9				Basis
	Diverses																									
Datum	Uhrzeit	1	2	3	4	5	6	7	8	9	10	11	12	13	14	15	16	17	18	19	20	21	22	23	24	gesamt
Tag 2	BZ			46				251			112		56			118			62							MBG
	BE			2				2					1+5						1+5							BE
	Bolus							5					4						4							Bolus
	Basis							9														8				Basis
	Diverses																									
Datum	Uhrzeit	1	2	3	4	5	6	7	8	9	10	11	12	13	14	15	16	17	18	19	20	21	22	23	24	gesamt
Tag 3	BZ							104																		MBG
	BE																									BE
	Bolus																									Bolus
	Basis							8																		Basis
	Diverses																									

Der Nüchternwert steht im Zusammenhang mit den nächtlichen Werten. Daher wird er gemeinsam mit dem nächtlichen Verlauf besprochen.

Problem: In diesem Beispiel spricht der Wert an Tag 1 um 21.00 Uhr dafür, dass das Bolusinsulin für das Abendessen korrekt berechnet wurde. Während der Nacht sinkt der Blutzucker zweimal deutlich ab, und zwar zu Zeiten, in denen ausschließlich das Basalinsulin wirkt. Weiters ist auch untertags zwischen 10.00 und 12.00 Uhr und zwischen 15.00 und 18.00 Uhr ein Absinken zu bemerken (Tag 2).

Mögliche Ursachen: Zu hohes Basalinsulin.

Lösung: Das Basalinsulin senken (Tag 3).

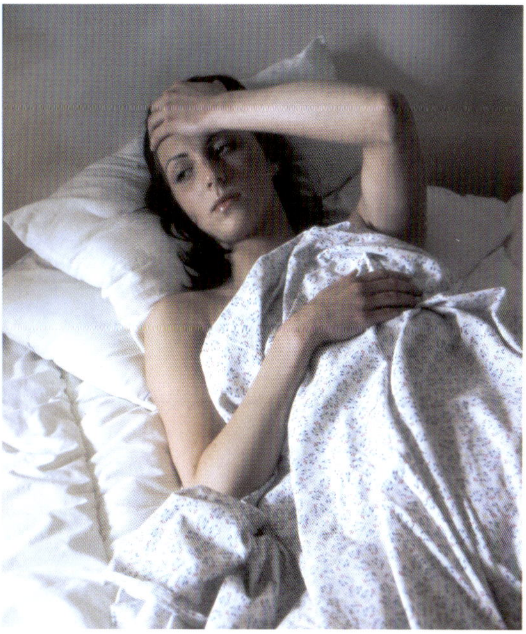

Beispiel 2: Blutzucker steigt zwischen 3.00 und 7.00 Uhr an

Bolus 1 I.E. pro BE
Korrektur 1 I.E. senkt den Blutzucker um 50 mg/dl
Basis Lantus

Datum	Uhrzeit	1	2	3	4	5	6	7	8	9	10	11	12	13	14	15	16	17	18	19	20	21	22	23	24	gesamt
Tag 1	BZ							189			118		89			107			111				107		118	MBG
	BE							4					6			2			5							BE
	Bolus							6					6						5							Bolus
	Basis							14																		Basis
	Diverses																									
Datum	Uhrzeit	1	2	3	4	5	6	7	8	9	10	11	12	13	14	15	16	17	18	19	20	21	22	23	24	gesamt
Tag 2	BZ			93				180																		MBG
	BE																									BE
	Bolus																									Bolus
	Basis							14																		Basis
	Diverses																									
Datum	Uhrzeit	1	2	3	4	5	6	7	8	9	10	11	12	13	14	15	16	17	18	19	20	21	22	23	24	gesamt
Tag 3	BZ																									MBG
	BE																									BE
	Bolus																									Bolus
	Basis							7											7							Basis
	Diverses																									

Problem: Dieses Beispiel zeigt nachts bis 3.00 Uhr und tagsüber zu den Zeiten der alleinigen Basalratenwirkung gleichmäßige Blutzuckerverläufe (Tage 1, 2). Von 3.00 Uhr morgens an kommt es an Tag 1 und 2 zu einem Anstieg.

Mögliche Ursachen: Morgengrauen-/Dawn-Phänomen, Nachlassen der Basalinsulinwirkung.

Lösung – es gibt vier Möglichkeiten das Problem zu lösen:

1. Wird das lang wirksame Basalinsulin spätabends gespritzt, so kann der bei Lantus-Insulin nur schwach ausgeprägte Wirkungsgipfel in die Zeit des vermehrten Insulinbedarfs – die frühen Morgenstunden – gelegt werden.
2. Um eine gleichmäßigere Wirkung über 24 Stunden Wirkzeit zu erreichen, kann die Gesamtdosis auf eine morgendliche und abendliche Gabe mit jeweils der halben Insulindosis aufgeteilt werden.
3. Verwendet man lang wirksame Insuline, könnte eine Gabe in die Mittagszeit, eine zweite in die Abendstunden verlegt werden. Dadurch käme es zu einer Überlappung der Wirksamkeit der Gaben gegen 3.00 Uhr und somit zu einer stärkeren Insulinwirkung zu dieser Zeit.
4. Man könnte eine NPH-Insulin verwenden. Wird es spätabends gespritzt, verlagert sich dessen Wirkungsgipfel in die Morgenstunden.

Beispiel 3: Anstieg der Blutzuckerwerte vor den Hauptmahlzeiten

Bolus	1 I.E. pro BE
Korrektur	1 I.E. senkt den Blutzucker um 50 mg/dl
Basis	Lantus

Datum	Uhrzeit	1	2	3	4	5	6	7	8	9	10	11	12	13	14	15	16	17	18	19	20	21	22	23	24	gesamt
Tag 1	BZ																		112				118		130	MBG
	BE																		4							BE
	Bolus																		4							Bolus
	Basis																		18							Basis
	Diverses																									

Datum	Uhrzeit	1	2	3	4	5	6	7	8	9	10	11	12	13	14	15	16	17	18	19	20	21	22	23	24	gesamt
Tag 2	BZ			142				198			111		147			124			176			120				MBG
	BE							4					6						4							BE
	Bolus							6					7						6							Bolus
	Basis																		18							Basis
	Diverses																									

Datum	Uhrzeit	1	2	3	4	5	6	7	8	9	10	11	12	13	14	15	16	17	18	19	20	21	22	23	24	gesamt
Tag 3	BZ																									MBG
	BE																									BE
	Bolus																									Bolus
	Basis																		19							Basis
	Diverses																									

Problem: Der Blutzucker steigt über Nacht kontinuierlich an. Auch untertags kommt es zu Blutzuckeranstiegen zwischen 10.00 und 12.00 sowie 15.00 und 18.00 Uhr an, also zu Zeiten, in denen vorwiegend das Basalinsulin wirkt (Tag 1 und Tag 2).
Mögliche Ursachen: Vermehrter Insulinbedarf, etwa durch langfristig erfolgte Gewichtszunahme, in den Zeiten, in denen nur das Basalinsulin wirkt.
Lösung: Anheben der Basalrate in kleinen Schritten (Tag 3, 18.00 Uhr).

Probleme am Vormittag

Beispiel 4: Blutzuckeranstieg am Vormittag

Bolus 1 I.E. pro BE
Korrektur 1 I.E. senkt den Blutzucker um 50 mg/dl
Basis Levemir

Datum	Uhrzeit	1	2	3	4	5	6	7	8	9	10	11	12	13	14	15	16	17	18	19	20	21	22	23	24	gesamt
	BZ							89		234			112													MBG
	BE							4																		BE
	Bolus							4																		Bolus
	Basis							14												14						Basis
	Diverses																									

Problem: Hier besteht ein Blutzuckeranstieg kurz nach dem Frühstück, der bis mittags wieder ohne weiteres Zutun sinkt. Eine Steigerung der morgendlichen Gabe an schnell wirkendem Insulin würde den Anstieg zwar zunächst abfangen, aber gegen Mittag zu knappen Werten führen. Daher ist in dieser Situation eine Steigerung des Bolusinsulins nicht empfehlenswert.
Ursache: Aus dem Verlauf zeigt sich, dass das morgendliche schnell wirkende Insulin seine Wirkung entfaltet, diese aber zu spät einsetzt. Daher muss dafür gesorgt werden, dass zum Zeitpunkt des Blutzuckeranstieges bereits mehr von diesem Insulin wirkt.
Lösung: Spritz-Ess-Abstand von 10 bis 20 Minuten oder Auswahl einer Spritzstelle mit schnellerer Insulinaufnahme.

Beispiel 5: Blutzucker bis Mittag erhöht

Bolus	1 I.E. pro BE
Korrektur	1 I.E. senkt den Blutzucker um 50 mg/dl
Basis	Lantus

Datum	Uhrzeit	1	2	3	4	5	6	7	8	9	10	11	12	13	14	15	16	17	18	19	20	21	22	23	24	gesamt
Tag 1	BZ							112			245		187													MBG
	BE							4																		BE
	Bolus							4																		Bolus
	Basis							11												11						Basis
	Diverses																									
Datum	Uhrzeit	1	2	3	4	5	6	7	8	9	10	11	12	13	14	15	16	17	18	19	20	21	22	23	24	gesamt
Tag 2	BZ							89		229	182		193													MBG
	BE							4																		BE
	Bolus							4																		Bolus
	Basis							11																		Basis
	Diverses																									

Problem: Ein Anstieg des Blutzuckers erfolgt in den frühen Vormittagsstunden und setzt sich dann bis mittags fort (Tag 1). Die Überprüfung am nächsten Tag (Tag 2) ergibt, dass der Blutzucker um 10.00 Uhr, also nach dem Wirkende des morgendlichen Bolusinsulins, zu hoch ist. Dies spricht dafür, dass die morgendliche Dosis an schnell wirkendem Insulin erhöht werden muss.
Ursache: Am Morgen kommt es hier zu einer vermehrten Ausschüttung von Insulin-Gegenspielerhormonen und daher zu einem gesteigerten Insulinbedarf zu dieser Tageszeit.
Lösung: Sie besteht in einer morgendlichen zusätzlichen „Fixrate" an schnell wirkendem Insulin oder der Erhöhung der morgendlichen Bolusrate. Wenn eine morgendliche Fixrate verwendet wird, sollte mit einer Einheit begonnen werden. Wenn sich ein Erfolg in der gewünschten Richtung einstellt, die Blutzuckersenkung aber noch nicht das erwartete Ausmaß erreicht hat, ist die Fixrate in Schritten von jeweils einer Einheit bis zum Erreichen des Zielbereichs anzuheben. Löst man das Problem durch eine Anhebung der morgendlichen Bolusrate, empfehlen sich Schritte von 0,2 Einheiten. Für eine Mahlzeit mit 4 BE wird durch eine Steigerung der Bolusrate von 1 auf 1,2 I.E. pro BE die Insulindosis von 4 auf 4,8 I.E. angehoben und ist auf 5 I.E. aufzurunden.

Probleme zu Mittag (12.00 Uhr)

Ist der Mittagswert vor dem Essen zu hoch, kann er durch eine Korrektur mit schnell wirkendem Insulin nach dem Korrekturfaktor gesenkt werden. Damit sollte er nach drei Stunden wieder in den Normalbereich zurückkehren.
Ist das Problem wiederkehrend und die Korrektur die einzige Maßnahme, wird dadurch allerdings keine dauerhafte Verbesserung des Mittagswertes erreicht. Dafür müssen die ursächlichen Insuline verändert werden.

- **Das Bolusinsulin:** Ist bereits der 10.00-Uhr-Wert erhöht und wird dieser von der Basalrate bis Mittag in der gleichen Höhe gehalten, fehlt es an schnell wirkendem Insulin. Die Lösung besteht in einer Erhöhung der morgendlichen Bolusrate oder dem Hinzufügen einer Fixrate zu der morgendlichen Bolusinsulindosis.
- **Das Basisinsulin:** Liegt der 10.00-Uhr-Wert in der erwarteten Höhe, ist aber zwischen 10.00 und 12.00 Uhr ein Anstieg zu bemerken, so erfolgt er zur Zeit der Basalinsulinwirkung. Zeigen steigende Werte während der Nachtstunden und auch nachmittags zwischen 15.00 und 18.00 Uhr, dass hier zu wenig Basalinsulin wirksam ist, so liefert dies zusätzliche Indizien dafür, dass die Basalrate zu gering berechnet ist und gesteigert werden muss.

Sollte der Anstieg zwischen 10.00 und 12.00 Uhr der einzige im Tagesverlauf sein, empfiehlt sich der Versuch, eine Fixrate zu verwenden oder die morgendliche Bolusrate zu steigern. Damit kann dieser Blutzuckeranstieg in

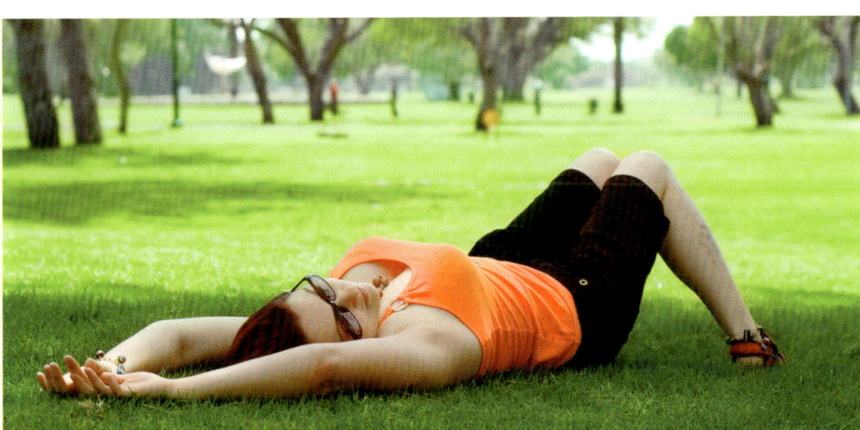

kurzer Zeit gezielter beeinflusst werden. Die theoretisch richtige Steigerung der Basalrate würde, speziell bei Verwendung lang wirksamer Analoginsuline (Lantus, Levemir), dann auch Zeiten betreffen, in denen kein erhöhter Insulinbedarf vorliegt.

Probleme am Nachmittag

Beispiel 6: Blutzucker am Nachmittag zu hoch

Bolus 1 I.E. pro BE
Korrektur 1 I.E. senkt den Blutzucker um 50 mg/dl
Basis Insulatard

Datum	Uhrzeit	1	2	3	4	5	6	7	8	9	10	11	12	13	14	15	16	17	18	19	20	21	22	23	24	gesamt
	BZ												117			198										MBG
	BE												4													BE
	Bolus												4			2										Bolus
	Basis							9															9			Basis
	Diverses																									

Problem: Von einem Wert im Zielbereich um 12.00 Uhr steigt der Blutzucker an und ist gegen 15.00 Uhr zu hoch.
Ursache: Das Bolusinsulin pro BE war mittags zu gering.
Lösung: Die um 15.00 Uhr wiederholt nötige Korrektur erübrigt sich, wenn die Bolusrate pro BE zu Mittag gesteigert wird.

Beispiel 7: Blutzuckeranstieg knapp vor dem Abendessen

Bolus 1 I.E. pro BE
Korrektur 1 I.E. senkt den Blutzucker um 50 mg/dl
Basis Levemir

Datum	Uhrzeit	1	2	3	4	5	6	7	8	9	10	11	12	13	14	15	16	17	18	19	20	21	22	23	24	gesamt
	BZ												87			102			185							MBG
	BE												4													BE
	Bolus												4													Bolus
	Basis							12												12						Basis
	Diverses																									

Problem: Nach dem Mittagessen kehrt der Wert (um 15.00 Uhr) in den Zielbereich zurück. Das Bolusinsulin wurde in ausreichender Höhe gespritzt. Allerdings entsteht ein Anstieg zum Abend hin.

Ursache: Das verantwortliche Insulin für diesen Anstieg ist die Basalrate.
Lösung: Ließen sich in den letzten Tagen auch Anstiege über Nacht und zwischen 10.00 und 12.00 Uhr bemerken, so spricht dies für einen erhöhten basalen Insulinbedarf und die Basalrate ist zu steigern.

Beispiel 8: Langsamer Blutzuckeranstieg von Mittag bis Abend

Bolus 1 I.E. pro BE
Korrektur 1 I.E. senkt den Blutzucker um 50 mg/dl
Basis Lantus

Datum	Uhrzeit	1	2	3	4	5	6	7	8	9	10	11	12	13	14	15	16	17	18	19	20	21	22	23	24	gesamt
Tag 1	BZ	106			88			97			102		89			142			197							MBG
	BE							4					5						4							BE
	Bolus							4					5						6							Bolus
	Basis																					16				Basis
	Diverses																									
Datum	Uhrzeit	1	2	3	4	5	6	7	8	9	10	11	12	13	14	15	16	17	18	19	20	21	22	23	24	gesamt
Tag 2	BZ																									MBG
	BE																									BE
	Bolus																									Bolus
	Basis																		8							Basis
	Diverses																									
Datum	Uhrzeit	1	2	3	4	5	6	7	8	9	10	11	12	13	14	15	16	17	18	19	20	21	22	23	24	gesamt
Tag 3	BZ																									MBG
	BE																									BE
	Bolus																									Bolus
	Basis							8											8							Basis
	Diverses																									

Problem: Es zeigt sich immer wieder ein Anstieg, der sich von der Mittagszeit bis zum Abend hinzieht (Tag 1). Der bereits erhöhte 15.00-Uhr-Wert würde nach mehr Bolusinsulin zum Mittagessen verlangen. Doch fällt auf, dass sich der Anstieg bis zum Abend hin fortsetzt. Das spricht für zu wenig Basalinsulin. Andererseits verlaufen die nächtlichen Werte ideal, was die Basalratendosis bestätigt.
Ursache: Die Wirkung des einmal täglich verabreichten lang wirksamen Basalinsulins scheint vor der nächsten Basal-Insulingabe nachzulassen.
Lösung: Die Basalrate ist in eine morgendliche und eine abendliche Gabe zu teilen. Am ersten Tag spritzt man (Tage 2 und 3) abends die erste Halbdosis und ab dem nächsten Tag geht man auf die beiden Teildosen über.
Anmerkung: Es empfiehlt sich ein ungefähr zwölfstündiger Abstand zwischen den beiden Basalraten-Injektionen.

Probleme am Abend

Beispiel 9: Blutzuckeranstieg am Abend

Bolus	1 I.E. pro BE
Korrektur	1 I.E. senkt den Blutzucker um 50 mg/dl
Basis	Lantus

Datum	Uhrzeit	1	2	3	4	5	6	7	8	9	10	11	12	13	14	15	16	17	18	19	20	21	22	23	24	gesamt
Tag 1	BZ																		101			186			101	MBG
	BE																		4							BE
	Bolus																		4			2				Bolus
	Basis																		18							Basis
	Diverses																									
Datum	Uhrzeit	1	2	3	4	5	6	7	8	9	10	11	12	13	14	15	16	17	18	19	20	21	22	23	24	gesamt
Tag 2	BZ			97				103																		MBG
	BE																									BE
	Bolus																									Bolus
	Basis																									Basis
	Diverses																									

Problem: Nach der Bolusgabe für das Abendessen (Tag 1) kommt es zu einem Blutzuckeranstieg, der mit einer Korrektur um 21.00 Uhr gut zu beherrschen ist. Der weitere Verlauf über Nacht bestätigt die Basalrate (Tag 2).
Ursache: Die gespritzte Insulinmenge (Bolusinsulin) für das Abendessen ist zu gering.

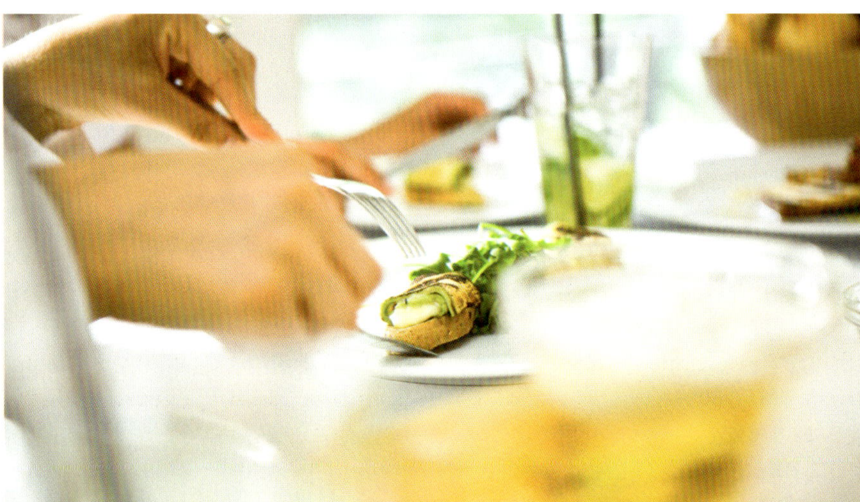

Lösung: Die Insulinmenge für das Abendessen ist zu steigern. Dies kann durch eine Steigerung der abendlichen Bolusrate entsprechend der notwendigen Korrektur von 1 I.E. pro BE auf 1,5 I.E. pro BE oder, falls diese Steigerung öfters vorkommt, durch eine abendliche Fixrate von 2 I.E. erfolgen.

Probleme mit zu niederen Werten

Bei den Beispielen 10 bis 12 wurde anderen möglichen Ursachen für zu niedere Blutzuckerwerte wie etwa Bewegung bewusst keine Beachtung geschenkt. Bewegung wird an anderer Stelle berücksichtigt. Hier soll die Behebung der Probleme durch Insulinreduktion nach dem Erkennen und Beseitigen anderer Ursachen dargestellt werden. Ebenso wurde aus Gründen der Klarheit der Darstellung auf das Anführen „gegenregulatorisch hoher Werte", wie sie in der Praxis häufig nach Unterzuckerungen auftreten, verzichtet.

Beispiel 10: Hypoglykämie am Morgen

Bolus 1 I.E. pro BE
Korrektur 1 I.E. senkt den Blutzucker um 50 mg/dl
Basis Lantus

Datum	Uhrzeit	1	2	3	4	5	6	7	8	9	10	11	12	13	14	15	16	17	18	19	20	21	22	23	24	gesamt
Tag 1	BZ																						104			MBG
	BE																						1			BE
	Bolus																									Bolus
	Basis																						24			Basis
	Diverses																									
Datum	Uhrzeit	1	2	3	4	5	6	7	8	9	10	11	12	13	14	15	16	17	18	19	20	21	22	23	24	gesamt
Tag 2	BZ							54																		MBG
	BE							1+4																		BE
	Bolus							3																		Bolus
	Basis																						23			Basis
	Diverses																									

Problem: Der Spätwert liegt an Tag 1 im Idealbereich. Trotz einer BE, die zur Vorbeugung nächtlicher Unterzuckerungen gegessen wird, sinkt der Blutzucker über Nacht ab, am Morgen von Tag 2 besteht eine Hypositaution.
(Achtung: Bei diesem Beispiel ist am Vormittag durch die Gegenreaktion mit erhöhten Blutzuckerwerten zu rechnen.)
Ursache: Die Basalrate ist zu hoch.
Lösung: Reduktion der Basalrate.

Beispiel 11: Blutzucker ist zu Mittag zu nieder

Bolus 1 I.E. pro BE
Korrektur 1 I.E. senkt den Blutzucker um 50 mg/dl
Basis Lilly Basal

Datum	Uhrzeit	1	2	3	4	5	6	7	8	9	10	11	12	13	14	15	16	17	18	19	20	21	22	23	24	gesamt
Tag 1	BZ																						125			MBG
	BE																									BE
	Bolus																									Bolus
	Basis																						14			Basis
	Diverses																									
Datum	Uhrzeit	1	2	3	4	5	6	7	8	9	10	11	12	13	14	15	16	17	18	19	20	21	22	23	24	gesamt
Tag 2	BZ							101					54										102			MBG
	BE							4					2+4													BE
	Bolus							4					5													Bolus
	Basis							14															14			Basis
	Diverses																									
Datum	Uhrzeit	1	2	3	4	5	6	7	8	9	10	11	12	13	14	15	16	17	18	19	20	21	22	23	24	gesamt
Tag 3	BZ							128			76		117													MBG
	BE							4			1		4													BE
	Bolus							4					4													Bolus
	Basis							14															14			Basis
	Diverses																									

Problem: Es bestehen niedrige Mittagswerte an den Tagen 1 und 2 bei gutem vorangegangenem Spät- und Nüchternwert.

Ursache: Zunächst stellt sich die Frage, welches der beiden Insuline die knappen Mittagswerte bewirkt. Der Wirkungsgipfel eines NPH-Insulins würde eine Erklärung bieten. Doch auch das Bolusinsulin könnte zu hoch dosiert sein. Zur Klärung wird an Tag 3 um 10.00 Uhr, am Ende der Wirkungszeit des Bolusinsulins, gemessen und der Wert liegt unterhalb des erwarteten Zielbereichs. Die eine, zum Ausgleich des knappen Wertes gegessene BE bewirkt eine Blutzuckersteigerung im erwarteten Ausmaß. Die Blutzuckerverläufe über Nacht sprechen für eine ideal dosierte Basalrate.

Lösung: Das Bolusinsulin für das Frühstück ist zu verringern, ebenso eine allfällige Fixrate, die auch abgesetzt werden könnte. Sollten sich entsprechende Verläufe auch nach den anderen Hauptmahlzeiten beobachten lassen, ist mit dem Bolusinsulin auf gleiche Weise zu verfahren.

Beispiel 12: Blutzucker ist zu den Hauptmahlzeiten zu nieder

Bolus 1 I.E. pro BE
Korrektur 1 I.E. senkt den Blutzucker um 50 mg/dl
Basis Lantus

Datum	Uhrzeit	1	2	3	4	5	6	7	8	9	10	11	12	13	14	15	16	17	18	19	20	21	22	23	24	gesamt
Tag 1	BZ							78					92						62			117				MBG
	BE							5					4						1+5			1				BE
	Bolus							4					4						4							Bolus
	Basis																		22							Basis
	Diverses																									
Datum	Uhrzeit	1	2	3	4	5	6	7	8	9	10	11	12	13	14	15	16	17	18	19	20	21	22	23	24	gesamt
Tag 2	BZ							64			111		72			117			58							MBG
	BE							5					4						1+4							BE
	Bolus							3					3						2							Bolus
	Basis																		22							Basis
	Diverses																									

Problem: Vor den Hauptmahlzeiten sind knappe Blutzuckerwerte zu beobachten, während der Spätwert gut ist.

Ursache: Trotz einer spät abends gegessenen BE (Tag 1) sinkt der Blutzucker über Nacht ab. Durch das Weglassen von Bolusinsulin am Morgen von Tag 2 gelingt es, um 10.00 Uhr einen Wert im Normbereich zu erzielen. Der Blutzucker sinkt zwischen 10.00 und 12.00 Uhr abermals. Mittags wird wieder Bolusinsulin weggelassen und dadurch ein Wert im Zielbereich um 15.00 Uhr erzielt. Daraufhin sinkt der Blutzucker wieder bis zum Abendessen. Wenn der Blutzucker durch das Weglassen von Bolusinsulin „hochgehalten" wird, liegen die Werte im Normalbereich. Sobald die Basalrate alleine wirkt, kommt es zu einem Absinken. Dies passiert in diesem Beispiel über Nacht, zwischen 10.00 und 12.00 Uhr und zwischen 15.00 und 18.00 Uhr.

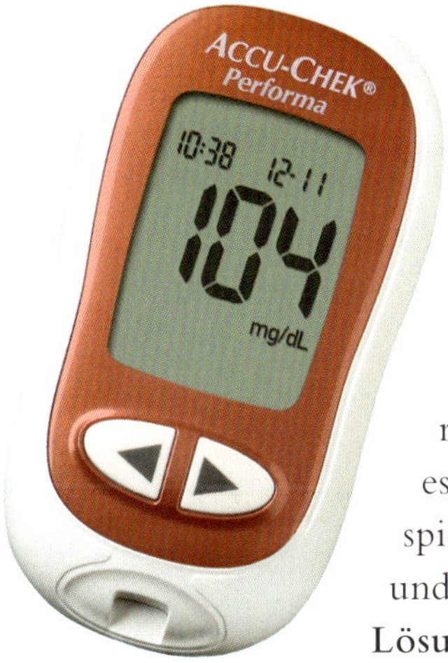

Lösung: Die Basalrate ist zu hoch, daher zu senken.

Veränderungen im lang- und kurzfristigen Insulinbedarf

Der Insulinbedarf kann sich auch beim gut eingestellten BASIS-BOLUS-Insulintherapie-Patienten immer wieder ändern. Die Hauptgründe dafür sind:

- Infekte und Krankheiten (steigender Insulinbedarf),
- Stress (steigender Insulinbedarf).
- Medikamenteneinnahme (manche Medikamente, am häufigsten Kortisonpräparate, erhöhen den Insulinbedarf),
- Wandel im Lebenszyklus wie Pubertät, Schwangerschaft (vorübergehende Erhöhung), Menstruation und Menopause (veränderter Insulinbedarf),
- Mahlzeitenumfang (steigender oder sinkender Insulinbedarf, je nach Menge der Kohlenhydrate und Nahrungszusammensetzung),
- Gewichtsveränderung (steigender oder sinkender Insulinbedarf, je nach Gewichtszu- oder abnahme),
- Bewegung und Sport (sinkender Insulinbedarf),
- Urlaub und Ruhe (sinkender Insulinbedarf),
- Remissionsphase (sinkender Insulinbedarf).

Steigender Insulinbedarf

Die häufigste Ursache für einen plötzlich erhöhten Insulinbedarf ist eine Erkrankung. Der Insulinbedarf kann im Alltag auch durch Gewichtszunahme oder Bewegungsmangel steigen. In diesen Fällen ist die günstigste Lösung eine

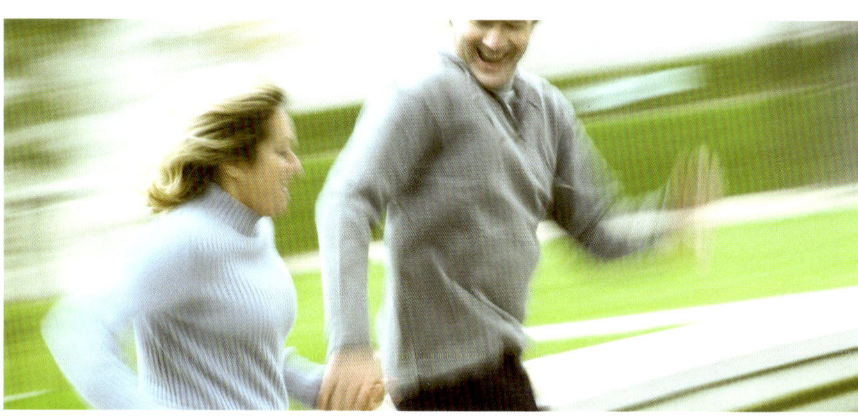

Gewichtsabnahme oder mehr Sport und Bewegung. Ist dies nicht möglich oder handelt es sich um eine gewollte Gewichtszunahme, muss den steigenden Werten durch eine Anhebung der Insulindosen Rechnung getragen werden. Die Blutzuckerwerte geben dann ein typisches Bild (Beispiel 13).

Beispiel 13: Blutzucker ist allgemein zu hoch

Bolus 1 I.E. pro BE
Korrektur 1 I.E. senkt den Blutzucker um 50 mg/dl
Basis Lantus

Datum	Uhrzeit	1	2	3	4	5	6	7	8	9	10	11	12	13	14	15	16	17	18	19	20	21	22	23	24	gesamt
Tag 1	BZ							180			179		120			185			165			184			145	MBG
	BE							4					4						4			2				BE
	Bolus							6			2		4			2			5			4				Bolus
	Basis																		16							Basis
	Diverses																									

Datum	Uhrzeit	1	2	3	4	5	6	7	8	9	10	11	12	13	14	15	16	17	18	19	20	21	22	23	24	gesamt
Tag 2	BZ			163				225																		MBG
	BE																									BE
	Bolus																									Bolus
	Basis																									Basis
	Diverses																									

Problem: Der Nüchternwert an Tag 1 ist bereits zu hoch, was auf zu wenig Basalinsulin während der Nacht hindeutet. Die Korrektur zum Frühstück bringt nicht den erwarteten Erfolg, erst eine Korrektur am Vormittag lässt den Blutzucker sinken, allerdings nicht im erwarteten Ausmaß. Der 15.00-Uhr-Wert ist als Ausdruck fehlenden schnell wirkenden Insulins ab mittags zu hoch, die Korrektur um 15.00 Uhr bringt jedoch auch nicht den gewünschten Erfolg. Auch auf die Korrektur zum Abendessen hin sinkt der Blutzucker nicht in den Normbereich. Ebenso bringt die Korrektur um 21.00 Uhr nur ein kurzes Absinken, über Nacht ist die Tendenz der Blutzuckerwerte steigend.
Ursache: Der Verlauf zeigt, dass sowohl das Basal- als auch das Bolusinsulin zu gering dosiert werden.
Lösung: Es sollte eine schrittweise Anhebung der Basalrate und der Bolusinsulindosis in Erwägung gezogen werden.
Anmerkung: Im Kapitel „Krankheit" (siehe Beispiel 16) wird eine Möglichkeit besprochen, das Ausmaß, in dem die Insulindosen gesteigert werden sollen, zu berechnen. Dieses Vorgehen ist auch auf diese Situation der schleichenden Insulinbedarfserhöhung anwendbar.

Sinkender Insulinbedarf durch Bewegung und Sport

Beispiel 14: Hypo nach Bewegung

Bolus 1 I.E. pro BE
Korrektur 1 I.E. senkt den Blutzucker um 50 mg/dl
Basis Lantus

Datum	Uhrzeit	1	2	3	4	5	6	7	8	9	10	11	12	13	14	15	16	17	18	19	20	21	22	23	24	gesamt
Tag 1	BZ							94			111		47			111			56			107			47	MBG
	BE							5					1+6			2			6			2			2	BE
	Bolus							3					4						4PP			2				Bolus
	Basis							16																		Basis
	Diverses									Rasen mähen							Spaziergang									
Datum	Uhrzeit	1	2	3	4	5	6	7	8	9	10	11	12	13	14	15	16	17	18	19	20	21	22	23	24	gesamt
Tag 2	BZ							258																		MBG
	BE																									BE
	Bolus																									Bolus
	Basis																									Basis
	Diverses																									

Problem: Am Morgen von Tag 1 wird beim Frühstück wegen des beabsichtigten Rasenmähens um 9.00 Uhr das Bolusinsulin um zwei Einheiten reduziert. Das führt dazu, dass um 10.00 Uhr, nach dem Rasenmähen, der Blutzucker im Normbereich liegt. Allerdings sinkt er bis gegen Mittag ab. Um 15.00 Uhr werden zwei Broteinheiten gegessen, um einem Blutzuckerabfall während eines geplanten Spazierganges entgegenzuwirken. Trotzdem sinkt der Blutzucker weiter ab. Zwischen 21.00 und 24.00 Uhr sinkt der Blutzucker abermals. Der Nüchternwert des nächsten Tages (Tag 2) ist erhöht – vermutlich eine Folge einer nächtlichen Unterzuckerung („Gegenregulation"). In der Spalte „gesamt" fällt auf, dass für eine höhere Menge an Broteinheiten eine geringere Bolusinsulindosis erforderlich war. Auch der Mittelwert von kleiner als 90 weist auf die knappen Werte dieses Tages hin. Am Morgen gelingt es, durch das Weglassen von schnell wirkendem Insulin, der Bewegung Rechnung zu tragen und der Wert nach dem Ende der Wirkzeit des schnell wirkenden Insulins ist im Normbereich. Das Absinken passiert während der Wirkungszeit der Basalrate. Zwischen 15.00 und 18.00 Uhr kommt es zu einem neuerlichen Absinken des Blutzuckers, obwohl er durch zwei zusätzliche Broteinheiten angehoben wurde. Auch hier wirkt vorwiegend die Basal-

rate. Der dritte knappe Wert dieses Tages um 24.00 Uhr tritt auch eindeutig während der Wirkung der Basalrate auf.
Ursache: Die Bolusrate wurde richtig angepasst, die Basalrate ist zu hoch.
Lösung: Die Basalrate ist zu senken.

Sinkender Insulinbedarf durch regelmäßige Bewegung über mehrere Tage (Urlaubsszenario)

Macht man über mehrere Tage hinweg mehr Bewegung als gewohnt, so ist mit einem Rückgang des Insulinbedarfs zu rechnen. So können Wander-, Ski-, Tauch-, Reiturlaube und Ähnliches, wenn sie mehr als die im Alltag gewohnte Bewegung mit sich bringen, den Insulinbedarf bis auf die Hälfte der üblichen Dosis reduzieren.
Um die Freiheiten, die die BASIS-BOLUS-Insulintherapie bietet, auch in diesen Situationen nutzen zu können, empfiehlt es sich, die Insulindosierungsspielregeln an den veränderten Insulinbedarf anzupassen.

Beispiel 15: Einwöchiger Wanderurlaub

Bolus 1 I.E. pro BE
Korrektur 1 I.E. senkt den Blutzucker um 50 mg/dl
Basis Lantus

Datum	Uhrzeit	1	2	3	4	5	6	7	8	9	10	11	12	13	14	15	16	17	18	19	20	21	22	23	24	gesamt
Tag 1	BZ							117			98		96			119			74				111			MBG
	BE							5					5			2			6							BE
	Bolus							5					5			2			5							Bolus
	Basis							18																		Basis
	Diverses	Arbeit																								
Datum	Uhrzeit	1	2	3	4	5	6	7	8	9	10	11	12	13	14	15	16	17	18	19	20	21	22	23	24	gesamt
Tag 2	BZ							111			42		114			42			66			123				MBG
	BE							5			2		5			2			6			2				BE
	Bolus							2					3						3							Bolus
	Basis							18																		Basis
	Diverses	Wanderurlaub																								
Datum	Uhrzeit	1	2	3	4	5	6	7	8	9	10	11	12	13	14	15	16	17	18	19	20	21	22	23	24	gesamt
Tag 3	BZ				44			95			42		89						109						111	MBG
	BE				2			6			2		6						6							BE
	Bolus							4					4						4							Bolus
	Basis							14																		Basis
	Diverses																									

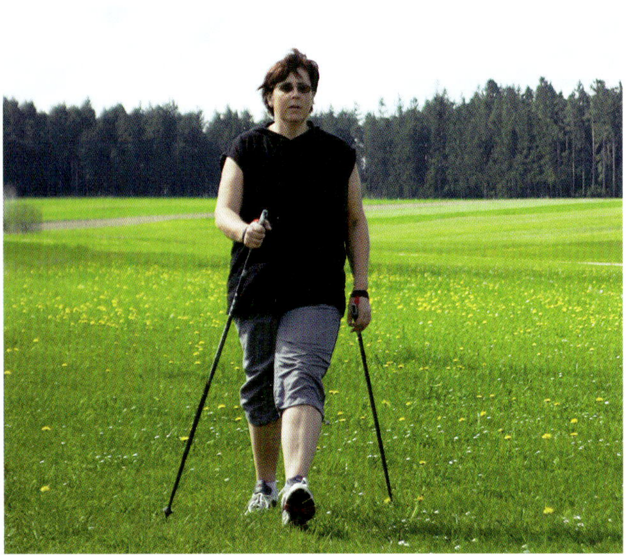

Problem: Mehrere, immer wiederkehrende Hypos während des Wanderurlaubes.

Ursache: Der Grund liegt in einem verminderten Insulinbedarf durch die vermehrte Bewegung.

Lösung: Durch die Bewegung am ersten Tag des Wanderurlaubs konnte sehr viel an Bolusinsulin weggelassen werden. So könnte man dem verminderten Bedarf an Bolusinsulin dadurch gerecht werden, dass die Bolusdosis reduziert wird. Die Unterzuckerung um 4.00 Uhr nachts zeigt jedoch, dass nicht nur die Wirkungszeit des Bolusinsulin vom vermehrten Zuckerverbrauch betroffen ist, sondern dass sich die vermehrte Bewegung auch in den Ruhezeiten als verminderter Insulinbedarf bemerken lässt. Es empfiehlt sich daher, für die Einschätzung der derzeit nötigen Insulindosen den Tagesinsulinbedarf unter den bisherigen Bedingungen und den neuen Bedingungen gegenüberzustellen.

Berechnung: Zunächst muss festgestellt werden, wie hoch der neue Insulinverbrauch, der Mittelwert der Blutzucker-Messungen und die Menge der eingenommenen BE sind unter

Normalbedingungen		vermehrter Bewegung	
Mittelwert	102,5	Mittelwert	83
BE	18	BE	22
Bolus	17	Bolus	8
Basis	18	Basis	18
Summe Insulin	35 I.E.	Summe Insulin	26 I.E.

Daraus ergibt sich, dass der Tages-Insulinbedarf unter der gesteigerten Bewegung um 9 I.E. gesunken ist. Das ist rund ein Viertel des bisherigen Insulinbedarfs. Daher könnte jeder Bestandteil der BASIS-BOLUS-Spielregeln um 25 Prozent vermindert werden – Basis 18 I.E. minus 25 Prozent ergibt 13,5, aufgerundet auf 14 I.E., Bolus 1 I.E. pro BE minus 25 Prozent ergibt 0,75 I.E. pro BE.

Korrektur: 1 I.E. senkt normalerweise den Blutzucker um 50 mg/dl. Wenn daher künftig für eine Blutzuckersenkung um 50 mg/dl nur noch 0,75 I.E. notwendig sind, senkt künftig 1 I.E. den Blutzucker um 66 mg/dl, also rund 70 mg/dl. Am letzten Tag des obigen Beispiels werden die neuen Regeln umgesetzt. Daraus ergeben sich für die Hauptmahlzeiten mit 6 BE nur noch 4 I.E. statt bisher 6 I.E. Insulin. Die reduzierte Basalrate sorgt über Nacht für konstante, nicht absinkende Verläufe. Eine andere Möglichkeit, den veränderten Insulinbedarf zu berechnen, besteht darin, den neuen Tages-Insulinbedarf durch den alten Tages-Insulinbedarf zu dividieren – neuer Insulinbedarf 26 dividiert durch den alten Insulinbedarf 35 ergibt 0,74. Man erhält dadurch einen Faktor, mit dem man die einzelnen BASIS-BOLUS-Spielregeln multiplizieren kann. Tut man dies mit der Basalrate von bisher 18 I.E. mit der Rechnung 18 mal 0,74, so erhält man 13,32 I.E., also eine auf 13 I.E. abzurundende Basalrate. Die Bolusrate von 1 I.E. pro BE mal 0,74 ergibt künftig 0,74, abgerundet 0,7 I.E. pro Broteinheit. Für den Korrekturfaktor gelten dieselben Berechnungsregeln – 1 I.E. mal 0,74 ergibt 0,74. Wenn nun 0,74 I.E. den Blutzucker um 50 mg/dl senken, senkt 1 I.E. ihn um 67 mg/dl, also rund 70 mg/dl.
► **Achtung: Das Auf- und Abrunden von Insulineinheiten ist notwendig!** Am Morgen und Abend soll wegen geringerer Insulinempfindlichkeit aufgerundet, zu Mittag, spätabends und nachts wegen höherer Insulinempfindlichkeit abgerundet werden. Bei Aktivitäten, bei denen man lieber keinen Hypo riskieren möchte (Autofahren usw.) soll aufgerundet werden.

Steigender Insulinbedarf durch Krankheit

Ein steigender Insulinbedarf kann durch verschiedene Umstände bedingt sein, dazu zählen beispielsweise
- Erkrankung,
- Bewegungseinschränkung,
- kalorienreiche Ernährung,
- Gewichtszunahme.

Ist die Gewichtszunahme gewollt, die Bewegungseinschränkung nicht zu ändern und die kalorienreiche Ernährung nötig, um eine gewollte Gewichtszunahme herbeizuführen, so ist durch die Erhöhung der Insulinmengen dafür zu sorgen, dass die Blutzuckerwerte nicht ansteigen. Ist die Gewichtszunahme unbeabsichtigt und ungewollt, so ist durch kaloriengerechte Ernährung,

vermehrte Bewegung und Gewichtsreduktion dafür zu sorgen, dass die bisherigen Insulindosen wieder ausreichen.
Der häufigste Grund für steigenden Insulinbedarf ist die Erkrankung. Dann werden vom Körper eine Reihe unterschiedlichster Stoffe (Hormone, so genannte Zytokine) ausgeschüttet, welche in die körpereigene Immunabwehr eingreifen, den Kreislauf aufrechterhalten und, im Falle von Verletzungen, den Blutverlust gering halten. Manche dieser Substanzen haben die Fähigkeit, aus den Zuckerspeichern des Körpers Zucker freizusetzen, was zu einem Ansteigen des Blutzuckers führt. Gleichzeitig kann es vorkommen, dass die Insulinempfindlichkeit der Zielorgane (Leber, Muskulatur, Fettgewebe) sinkt.
Beim Nichtdiabetiker verhindert die Bauchspeicheldrüse im Falle einer Erkrankung durch die Ausschüttung von mehr Insulin das Entstehen eines Insulinmangels. Im Rahmen der BASIS-BOLUS-Insulintherapie kann dies durch die Erhöhung des eingesetzten Insulins nachgeahmt werden. Wenn der krankheitsbedingt erhöhte Insulinbedarf länger besteht, müssen die Dosierungsrichtlinien der BASIS-BOLUS-Insulintherapie neu angepasst werden.

► **Bei jeder Krankheit mit Fieber sollten Blutzucker und Azeton regelmäßig gemessen werden.**

Beispiel 16: Erkrankung mit Fieber

Bolus	1 I.E. pro BE
Korrektur	1 I.E. senkt den Blutzucker um 50 mg/dl
Basis	Lantus

Datum	Uhrzeit	1	2	3	4	5	6	7	8	9	10	11	12	13	14	15	16	17	18	19	20	21	22	23	24	gesamt
Tag 1	BZ							117			199		101			79			98				180			MBG
	BE							4					5			2			3							BE
	Bolus							4			2		5						3				2			Bolus
	Basis																						16			Basis
	Diverses	Gesundheit																								
Datum	Uhrzeit	1	2	3	4	5	6	7	8	9	10	11	12	13	14	15	16	17	18	19	20	21	22	23	24	gesamt
Tag 2	BZ							257			241		227			346			289		74					MBG
	BE							1					4						2		4					BE
	Bolus							4			3		7			5			6		4					Bolus
	Basis																					16				Basis
	Diverses	erster Krankheitstag																								
Datum	Uhrzeit	1	2	3	4	5	6	7	8	9	10	11	12	13	14	15	16	17	18	19	20	21	22	23	24	gesamt
Tag 3	BZ							260			123		111			130			97		116					MBG
	BE							1					4						2							BE
	Bolus							6					6						3						15	Bolus
	Basis																					22				Basis
	Diverses	zweiter Krankheitstag																								

Am ersten Krankheitstag fällt auf, dass der Mittelwert der Blutzuckerwerte die doppelte Höhe der Werte unter normalen Umständen erreicht. Die Broteinheiten konnten im üblichen Ausmaß gegessen werden. Durch die vielen und reichlichen Korrekturen verdoppelt sich die Menge an schnell wirkendem Insulin. Die Basalrate wurde noch nicht angepasst und liegt daher noch in der ursprünglichen Höhe.

Anmerkung: Bevor die gesamten Spielregeln dem durch das Fieber vermehrten Insulinbedarf angepasst werden, sollte abgeschätzt werden, ob der erhöhte Insulinbedarf über mehrere Tage bestehen wird. In den ersten beiden Tagen empfiehlt es sich, den erhöhten Insulinbedarf durch Korrekturen mit Bolusinsulin zu begegnen. Erst wenn am dritten Tag noch immer anhaltend hohe Werte bestehen, sollte das Basisinsulin angepasst werden.

Problem: Zu hohe Blutzuckerwerte. Der übliche durchschnittliche Insulinbedarf beträgt 32 Einheiten, wegen der Erkrankung ist er auf 45 angestiegen.

Ursache: Erkrankung mit Fieber.

Lösung: Die Steigerung des Insulinbedarfs um 13 Einheiten bedeutet eine Steigerung um rund 40 Prozent. Für eine Broteinheit werden daher künftig 1,4 Einheiten schnell wirkendes Insulin zu berechnen sein. Die Basalrate von 16 I.E. ist um 40 Prozent auf rund 22 I.E. zu steigern. Wenn für Korrekturen bislang eine Einheit eines schnell wirkenden Insulins nötig war, um den Blutzucker um 50 mg/dl zu senken, werden daher künftig 1,4 Einheiten nötig sein. Wenn 1,4 Einheiten den Blutzucker um 50 mg/dl senken, senkt ihn 1 I.E. um rund 35 mg/dl.

Berechnung: Auch hier besteht eine zweite Möglichkeit darin, den neuen Insulinbedarf durch den alten Insulinbedarf zu dividieren. Tut man dies, erhält man die Zahl 1,4. Wird jede Insulindosis der BASIS-BOLUS-Insulintherapie mit dieser Zahl multipliziert, erhält man die Ergebnisse – Bolusinsulin 1 I.E. pro BE mal 1,4 ergibt 1,4, Basalrate 16 I.E. mal 1,4 ergibt 22,4 (rund 22 I.E.), Korrekturfaktor 1 I.E. mal 1,4 ergibt 1,4 I.E., daher senkt 1 I.E. den Blutzucker um rund 35 mg/dl.

Anmerkung: Die Steigerung der Basalrate um eine relativ große Menge sollte nur schrittweise erfolgen. Der Krankheitsverlauf ist zu beobachten und in die Anpassungsüberlegungen mit einzubeziehen. Oft gelingt auch eine gefühlsmäßige Anpassung der Dosierungsspielregeln. Wird der veränderte Tages-Insulinbedarf dem üblichen Insulinbedarf gegenübergestellt, entsteht dadurch aber ein deutlicher fassbarer Eindruck über die Mengen.

Achtung: Nach Abklingen der Erkrankung und Rückgang des Fiebers muss der Insulinbedarf wieder gesenkt werden. Bei Fieber und Azeton im Harn im ++/+++Bereich muss unbedingt ein Arzt hinzugezogen und nach den Regeln einer schweren Stoffwechselentgleisung behandelt werden.

Stoffwechselentgleisungen

Im Alltag spricht man von einer Stoffwechselentgleisung, wenn ein Umstand eingetreten ist, der mehr als eine Maßnahme verlangt, um den Blutzucker wieder in den Normbereich zurückkehren zu lassen.
Es gibt für den Diabetiker zwei gefürchtete Probleme, die beide äußerst unangenehm sind und dazu führen können, dass der Diabetiker eine massive Beeinträchtigung des Bewusstseins erleidet. Es sind dies die **Hyperglykämie** (bis zum diabetischen Koma) bei zu hohem Blutzucker und die **Hypoglykämie** (so genannter Unterzuckerungsschock). Beide Zustände sind immer ernst zu nehmen, da sie bei einer Nichtbehandlung fatale Folgen haben können.
Für diabetische Singles: Erstellen Sie einen Plan (regelmäßiger telefonischer Kontakt zu Verwandten, Freunden usw.) für den Fall, dass Sie bewusstlos werden. Stellen Sie für den Fall einer Entgleisung sicher, dass sich jemand regelmäßig um Sie kümmert.

Hyperglykämie (Überzuckerung – diabetisches Koma)

Ursache: Kein oder zu wenig Insulin wurde gespritzt, es war nicht verfügbar oder wurde nicht verabreicht, dadurch hat sich ein Insulinmangel eingestellt. Krankheiten, Entzündungen, Operationen oder Verletzungen führen dazu, dass antiinsulinäre Substanzen freigesetzt werden. Folglich reichen die üblichen Insulindosen nicht mehr aus und es muss mehr davon zugeführt werden. Ein Mangel an Insulin führt dazu, dass Zucker im Körper nicht verwertet werden kann. Das erklärt die hohen Blutzuckerwerte im Insulinmangel.
Insulin führt den Zellen der Leber Zucker zur Speicherung zu. Bei Insulinmangel findet keine Speicherung von Zucker in der Leber statt. Aus der Leber

wird vermehrt Zucker freigesetzt, der den Blutzuckerwert weiter erhöht. Fettgewebe wird abgebaut. Das macht sich in einem längeren Insulinmangelzustand durch Gewichtsabnahme bemerkbar. Die aus dem Fettgewebe freigesetzten Fettsäuren werden dabei nur unvollständig verbrannt, dabei entsteht Azeton. Azeton kann im Blut und Harn nachgewiesen oder in der Atemluft eines Menschen wahrgenommen werden. Durch den Insulinmangel kann der im Blut vorhandene Zucker nicht verwertet werden. Aus der Leber wird Zucker freigesetzt und Fettgewebe wird unter Azetonbildung abgebaut.

Symptome: Der Blutzucker ist stark erhöht. Dies führt zu typischen Symptomen des Insulinmangels, nämlich

- **Schwäche**, da der benötigte Zucker den Zellen nicht zugeführt werden kann,
- **Durst**, da der hohe Blutzucker dem Gewebe Wasser entzieht und dieses unter vermehrtem Harndrang über die Nieren zur Ausscheidung gebracht wird,
- **Gewichtsabnahme**, die durch den Fettgewebsabbau ensteht. Azeton wird in großen Mengen gebildet und kann im Blut oder Harn mit entsprechenden Teststreifen nachgewiesen oder in der Atemluft wahrgenommen werden. Wenn das Azeton höhere Konzentrationen erreicht, führt es zu
- **Erbrechen**, da es das Brechzentrum im Gehirn reizt. Eine Ansammlung von Azeton im Bauchraum kann zu einer Reizung des Bauchfells und damit zu
- **Bauchschmerzen** führen. Erbrechen und Bauchschmerzen müssen daher bereits als bedrohliche Zeichen einer
- **Azetonvergiftung** angesehen werden! In der Folge stellt sich eine zunehmende Bewusstseinstrübung bis hin zur Bewusstlosigkeit ein, dem
- **diabetischen** oder **ketoazidotischen Koma**.

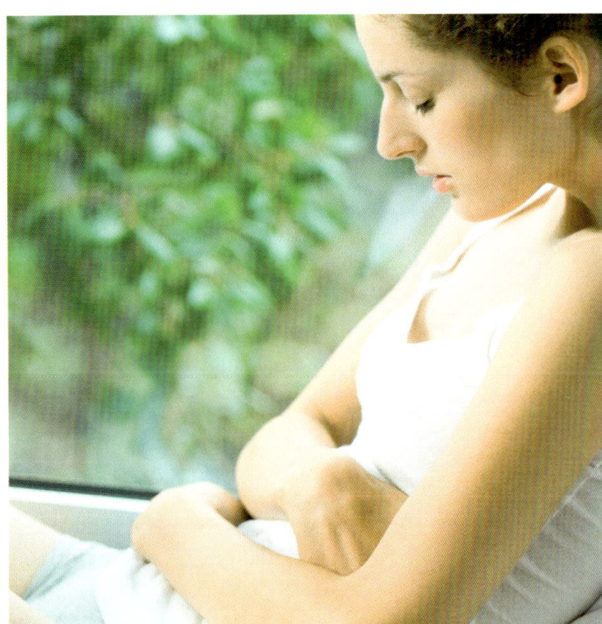

► **Bei extrem hohen Blutzuckerwerten mit Erbrechen, Bauchschmerzen und Bewusstseinstrübung ist sofort ärztliche Hilfe beizuziehen! Ebenso, wenn Blutzuckerkorrekturen mit schnell wirkendem Insulin zu keiner Senkung des Blutzuckers führen!** Typisches Zeichen für eine schwere Ketoazidose ist die so genannte Kussmaulsche Atmung, eine unnormale langsame und vertiefte Atmung, um die überschüssigen Säuren abzuatmen.

Maßnahmen: Was muss bei einer diabetischen Entgleisung durch Insulinmangel getan werden? ► **Erste Maßnahme ist die Diagnose des Insulinmangels**, diese ist anhand folgender Kriterien möglich:

- Azetongeruch in der Atemluft,
- Blutzucker überschreitet die kritische Höhe von 240 bis 300 mg/dl,
- Azeton wird bei Blutzuckerwerten über 240 mg/dl im Harn festgestellt.

Die wichtigste Maßnahme ist eine sofortige Korrektur mit schnell wirkendem Insulin. Sie sollten aber auch Ihren Arzt verständigen. Die Menge an Korrekturinsulin wird mit dem üblichen Korrekturfaktor errechnet. Bei Insulinmangel kann eine Erhöhung des errechneten Korrekturinsulins um bis zu ein Drittel nötig sein. Blutzucker 350, Azeton ++/+++, BE 0. Korrektur – 7 I.E. (350 minus Zielwert 100 ergibt 250 dividiert durch 50 ergibt 5 I.E. plus rund ein Drittel ergibt 2 I.E, Ergebnis 7 I.E.)

Da bei Insulinmangel die Insulinwirkung herabgesetzt und der Wirkungseintritt verzögert ist, empfiehlt sich eine intramuskuläre Insulininjektion. Dafür sind die Muskeln der Oberseite des Unterarms am besten geeignet, da sie oberflächlich liegen und gut zu tasten sind. Das Vorgehen:

- Faust ballen,
- Ertasten eines Muskels,
- Faust öffnen – Muskeln entspannen,
- Insulininjektion.

Bei Insulinmangel kann der reichlich vorhandene Zucker nicht von den Zellen aufgenommen werden, da das Insulin, das die Öffnung der Zellen für die Zuckeraufnahme bewirken sollte, fehlt. Zucker kann in diesem Fall nicht durch Bewegung abgebaut werden. Daher empfiehlt sich eine körperliche Schonung!

Der hohe Blutzucker entzieht dem Körper Wasser. Reichliches Trinken gleicht diesen Flüssigkeitsverlust aus. Weiters wird dadurch der hohe Blutzucker „verdünnt“, wodurch dem noch vorhandenen Insulin beziehungsweise Korrek-

turinsulin seine Aufgabe erleichtert wird. Außerdem wird dadurch den Nieren genügend „Spülflüssigkeit“ für die Ausscheidung eines Teils des erhöhten Zuckers angeboten.
Bis zum Sinken des Blutzuckers und Schwinden des Azetons können die Abstände zwischen zwei Korrekturen auf zwei bis drei Stunden verringert werden. Daher sollten zunächst 20 Prozent der Tagesinsulindosis an kurz wirksamem Insulin gespritzt und viel Wasser getrunken werden.
Zur Überprüfung des Erfolges sind Kontrollen von Blutzucker und Azeton im Abstand von zwei bis drei Stunden nötig! Falls nach zwei Stunden der Blutzucker noch immer über 240 mg/dl liegt, sollten zehn Prozent des Tagesinsulinbedarfs gespritzt und viel Wasser getrunken werden; dann warten Sie zwei Stunden ab.
Ist der Blutzucker auf unter 180 mg/dl abgesunken und liegt der Azetonwert bei 0 bis +, so ist kein weiteres Insulin zu spritzen, hingegen sollte viel Wasser getrunken werden. 2 BE sollten zudem vorrätig gehalten werden, da der Blutzucker noch weiter absinken könnte und ein Hypo droht. Der Zuckerwert sollte weiterhin alle zwei Stunden gemessen werden, bis sich die Stoffwechsellage normalisiert hat.
Durch die Möglichkeit häufiger und gezielter Korrekturen ist die bedarfsgerechte Zufuhr von großen Insulindosen zur Senkung hoher Blutzuckerwerte möglich. In vielen Fällen wird daher ein Insulinmangelzustand eigenständig zu beherrschen und zu beheben sein.
► **Dennoch ist zu beachten, dass unbedingt und ehestens ärztliche Hilfe beizuziehen ist**

- bei anhaltend hohen Werten trotz Korrektur oder
- steigenden Werten trotz Korrektur,
- bei Erbrechen, Bauchschmerzen und
- Bewusstseinstrübung!

Hypoglykämie (Unterzuckerung) – der „Hypo“

Von einer Hypoglykämie oder Unterzuckerung spricht man ab einer Blutzuckerhöhe unter 50 mg/dl. ► **Bei einem Blutzucker unter 50 mg/dl sind Sie nicht mehr uneingeschränkt handlungs- und geschäftsfähig** (kein Autofahren, kein Sport, kein Bedienen von Maschinen, keine Verträge unterschreiben usw.).

Ursache: Hypos entstehen immer dann, wenn man in der Relation zu viel Insulin und zu wenig Zucker im Blut hat oder den Blutzucker durch Bewegung, Sport, Arbeit usw. gesenkt hat, ohne ausreichend Kohlenhydrate zuzuführen. Hauptgründe für den Hypo sind:

- zu viel Insulin gespritzt (Basalrate zu hoch oder zu viel Bolusinsulin),
- zu wenig oder zu spät gegessen,
- zu viel Bewegung, Sport, Arbeit usw.,
- zu viel Alkohol getrunken,
- Erbrechen und Duchfall,
- mit einem zu niederen Blutzucker schlafen gegangen.

Symptome: Die typischen Symptome der Unterzuckerung lassen sich in zwei Gruppen einteilen.

- **Symptome der hormonellen Gegenreaktion** (Adrenerge Symptome). Das Wort „adrenerg" leitet sich vom Hormon Adrenalin ab, das bei der Entstehung dieser Symptomen die Hauptrolle spielt. Dieses Hormon wird bei Stress aus der Nebenniere ausgeschüttet. Es alarmiert den Körper, der dann versucht, den Blutzucker selbst zu erhöhen und führt zu den typischen Symptomen der Unterzuckerung, die anfangs oft denen einer seelischen „Aufregung" sehr ähnlich sind, wie zittern, schwitzen, beschleunigter Herzschlag, Blutdruckanstieg, erweiteterte Pupillen, beschleunigte Atmung, Hungergefühl bis zum Heißhunger.
- **Symptome des Zuckermangels in Gehirn und Zentralnervensystem** sind beispielsweise Konzentrationsverlust, Langsamkeit, Verwirrtheit, Augenflimmern, eventuell Doppelbilder, Kribbeln im Bauch oder um den Mund herum, schwankender Gang oder „schwebendes Ganggefühl", verwaschene, lallende Sprache, Reizbarkeit, Aggression, Weinerlichkeit oder euphorisch „überdrehtes" Verhalten, Taubheitsgefühle an den Lippen oder bei nächtlichen Hypos sehr detaillierte und bunte Alpträume.

► **Erfolgt keine Anhebung des Blutzuckers, können sich diese Symptome zu zunehmender Teilnahmslosigkeit bis hin zur Bewusstlosigkeit und Krampfneigung durch ausgeprägten Zuckermangel des Gehirns steigern.**
Ab welcher Blutzuckerhöhe die Symptome der Unterzuckerung auftreten, hängt von verschiedenen Faktoren ab:

- Wenn der Körper durch eine entsprechend knappe Blutzuckereinstellung an Werte im Normalbereich gewöhnt ist und diese nie wesentlich überschritten werden, kann der Blutzucker ohne Symptome bis unter 50mg/dl oder in noch tiefere Bereiche absinken.

- Wenn durch eine Nervenschädigung (Neuropathie) die Unterzuckerung erst spät vom Körper wahrgenommen wird, kann es sein, dass bei dieser Blutzuckerhöhe noch keine Symptome auftreten.

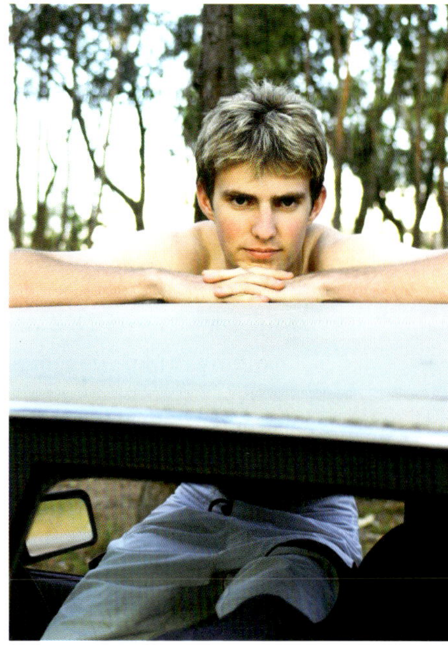

Maßnahmen: Im Rahmen einer BASIS-BOLUS-Insulintherapie wird vier- bis sechsmal pro Tag der Blutzucker bestimmt. Durch diese Häufigkeit der Messungen werden Unterzuckerungen meist rechtzeitig entdeckt. Es gelingt damit auch, Problemzeiten ausfindig zu machen, zu denen häufig Unterzuckerungen auftreten. Bei Verdacht auf nächtliche Hypos sind unbedingt nächtliche Messungen durchzuführen.

Dennoch besteht die Möglichkeit, dass Unterzuckerungen zwischen den Blutzuckermessungen auftreten, besonders dann, wenn die Konzentration durch andere Tätigkeiten in Anspruch genommen ist (Auto fahren, Maschine bedienen, Vortrag halten …). In diesen Situationen ist eine Unterzuckerung besonders gefährlich oder unangenehm, da die Wahrnehmung der Unterzuckerungssymptome durch die Konzentration auf die Tätigkeit eingeschränkt ist. Nimmt man die Symptome einer Unterzuckerung zu spät wahr, ist man oft nicht mehr in der Lage, selbständig Gegenmaßnahmen zu ergreifen, da diese Situation „wie in einem Tunnel“ oder „wie von Ferne“ erlebt wird. Man ist noch handlungsfähig, kann noch gut eingeübte Tätigkeiten ausführen, ist allerdings nicht mehr in der Lage, die Sinnhaftigkeit der eigenen Handlung zu beurteilen, somit nicht mehr entscheidungsfähig. Daher ist es empfehlenswert, sich für den Fall einer wahrgenommenen Unterzuckerung möglichst genaue Strategien zurechtzulegen und einzuprägen. Diese könnten lauten:

- Ich unterbreche sofort meine Tätigkeit!
- Ich nehme sofort vier bis sechs Stücke Traubenzucker oder schnelle Kohlenhydrate zu mir!
- Ich messe meinen Blutzucker sobald wie möglich!

Die Behandlung einer ernsten Unterzuckerung mit Kohlenhydraten muss vor der Blutzuckermessung erfolgen, um keine Zeit zu verlieren! Sollten sich innerhalb von zehn Minuten die Symptome nicht bessern, sind weiter Kohlenhydrate zuführen, bis der Blutzucker wieder über 100 mg/dl liegt.

► **Achtung, Sie haben nicht viel Zeit, um zu reagieren!** Das Wahrnehmungsfenster für Unterzuckerung besteht ungefähr zwischen 80 mg/dl (hier können Sie noch handeln) und 50 mg/dl (ab hier brauchen Sie fremde Hilfe). Bei Unsicherheit ist es besser, den Blutzucker sofort anzuheben als einen Hypo zu riskieren. Messen und eventuell wieder den Blutzucker nach unten korrigieren können Sie auch später. Es ist aber darauf zu achten, dass kein Jo-Jo-Effekt eintritt, das heißt, dass man bei einem Hypo überkorrigiert, der Blutzucker zu hoch wird, man mit Insulin korrigiert und wieder einen Hypo bekommt, den man dann wieder mit zu viel Kohlenhydraten korrigiert usw. Entscheidend für eine wirksame Unterzuckerungsbehandlung ist die rechzeitige Wahrnehmung der Hyposymptome. Diese lässt sich mit einem Hypowahrnehmungstraining machen.

Hypowahrnehmungstraining: Für das Hypowahrnehmungstraining gibt es eigene Kurse und Literatur. Hier werden nur einige Beispiele genannt:

- **Messen Sie regelmäßig Ihren Blutzucker!** Wenn Blutzuckerwerte unter 80 mg/dl auftreten, achten Sie auf auftretende Symptome! Notieren Sie diese zu den entsprechenden Blutzuckerhöhen. Sie erhalten auf diese Weise eine Aufstellung, bei welcher Blutzuckerhöhe welche Anzeichen der Unterzuckerung auftreten. Wenn Sie dies schon ab einer Blutzuckerhöhe von etwa 90 mg/dl durchführen, erkennen sie auch „Vorankündigungssymptome". Sie erkennen dann, welche Symptome welche Blutzuckerhöhe bedeuten und wie verlässlich einzelne Symptome eine Unterzuckerung ankündigen.
- **Horchen Sie in sich hinein!** Wenn Sie „hypoverdächtige" Symptome bemerken, messen Sie Ihren Blutzucker! Verbinden Sie diesen Wert mit den entsprechenden Symptomen!
- **Kopfrechnungen:** Versuchen Sie einfache Kopfrechnungen, rechnen Sie zum Beispiel 70 – 10 + 4 – 10 + 4 ... =
- **Zungenbrecher:** Sagen Sie schnell dreimal hintereinander so genannte Zungenbrecher auf, beispielsweise „Dritte reitende Gardeartilleriebrigade", „Fischers Fritze fischt frische Fische" oder „Brautkleid bleibt Brautkleid und Blaukraut bleibt Blaukraut". Während diese Übungen im unbeein-

trächtigten Zustand kein Problem darstellen dürften, liefern sie im Zustand des hypobedingten Zuckermangels im Gehirn oft überraschende Ergebnisse und weisen auf diese Art auf eine Unterzuckerung hin.

- **Betrachten Sie Ihr Spiegelbild.** Erscheint es Ihnen „fremd" oder sehen Sie Hypoanzeichen wie Blässe um den Mund oder geweitete Pupillen, so deutet dies auf eine Unterzuckerung hin.

Hypovermeidung ► **Eine Unterzuckerung soll stets vorausschauend vermieden werden!** Die Bauchspeicheldrüse des Nichtdiabetikers vermindert bei sinkendem Blutzucker sofort die Insulinausschüttung, um Unterzuckerungen zu verhindern. Die BASIS-BOLUS-Insulintherapie erlaubt es weitgehend, diese Verminderung der Insulinausschüttung nachzuahmen.
Liegt der Blutzucker vor der nächsten Mahlzeit unter 80 mg/dl, so ist eine BE der folgenden Mahlzeit „frei". Für sie ist kein Bolusinsulin zu berechnen.

Beispiel:	BZ	78 mg/dl
	BE	4
	Bolus	3 I.E.

Für kurzfristig planbare Bewegung kann Bolusinsulin weggelassen werden.

Beispiel:	BZ	107 mg/dl
	BE	4
	Bolus	2 I.E.

Zur Vermeidung von Unterzuckerungen sollen vor Sport und Bewegung zusätzliche Broteinheiten, so genannte „Sport-BE", gegessen werden. Diese sollten langsam resorbierbar sein, um ihre Wirkung auch noch während der Dauer der Bewegung zu entfalten. Hat die Bewegung auch eine Gewichtsreduktion zum Ziel, empfehlen sich kalorienarme Broteinheiten wie Obst.

Hypobehandlung: Die Behandlung einer bereits eingetretenen Unterzuckerung ist durch sofortige Zufuhr schnell resorbierbarer Kohlenhydrate vorzunehmen. Bei Vorliegen eindeutiger Symptome und wenn diese während gefährlicher Tätigkeiten auftreten, ist erst nachher der Blutzucker zu messen.
Verabreichen Sie schnell resorbierbare Kohlenhydrate:

- 12 g Traubenzucker oder
- 1/8 l 100prozentige Obstsäfte oder
- 1/8 l zuckerhaltige Getränke (Cola, Limonade usw.), aber keine Light- oder Zero-Getränke.

All dies wird den Blutzucker schnell um circa 50 mg/dl anheben. Haben Sie aber zuvor Alkohol getrunken, werden Sie vermehrt Kohlenhydrate zuführen müssen.
Der bekannte Heißhunger erschwert es, in dieser Situation Traubenzucker zu sich zu nehmen, da durch diesen kein Sättigungsgefühl eintritt. Oft besteht ein Verlangen nach fettreichen Süßspeisen. Speisen mit hohem Fettgehalt verzögern jedoch den Blutzuckeranstieg erheblich, sodass die Symptome der Unterzuckerung länger anhalten und die Gefahr des weiteren Blutzuckerabfalls besteht. Daher sollte man bei einem Hypo keine Schokolade verabreichen! Auch keine light- oder zuckerfreien Produkte!

Ursachenforschung: Nach jeder Unterzuckerung sollte ernsthaft darüber nachgedacht werden, warum dieses Ereignis eingetreten ist, um Hypos in Zukunft besser vermeiden zu können. Handelt es sich um ein Einmalereignis oder eine Tendenz? Kann man Ernährungs oder Spritzfehler ausschließen? Trat zu diesem speziellen Zeitpunkt noch nie eine Unterzuckerung auf oder gibt es einen klaren Auslöser, wird man keine Insulindosisanpassung für die Zukunft vornehmen. Treten zu einer bestimmten Zeit hingegen häufig Unterzuckerungen auf, so ist das Insulin herauszufinden, das sie verursacht. Folgende Fragen sind daher zu stellen:

- **Während der Wirkungszeit welchen Insulins trat die Unterzuckerung auf?** Wenn die Unterzuckerung innerhalb der drei Stunden nach der Injektion von schnell wirkendem Bolus-Insulin auftrat, ist dieses als Verursacher wahrscheinlich. Trat die Unterzuckerung während der Wirkungszeit des Basalinsulins auf, ist dieses zu reduzieren.
- **Wurde eine Mahlzeit ausgelassen, für die Bolusinsulin gespritzt worden war?** Bolusinsulin sollte erst gespritzt werden, wenn sichergestellt ist, dass die Mahlzeit, für die es gespritzt wird, auch gegessen wird. Ist dies fraglich, darf die Bolus-Insulininjektion erst nach dem Essen erfolgen!
- **Wurde Bewegung nicht berücksichtigt?** Für planbare Bewegung kann das schnell wirkende Insulin reduziert werden. Bei unvorhersehbarer Bewegung muss einer Unterzuckerung durch Zufuhr zusätzlicher Broteinheiten vorgebeugt werden (Sport-BE).
- **Bestehen Übelkeit, Erbrechen oder Durchfall?** Bei fieberhaften Brechdurchfällen ist eher mit entzündungsbedingt erhöhten Blutzuckerwerten als mit Unterzuckerungen zu rechnen. Wurden Erbrechen oder Durchfall durch

den Genuss unverträglicher Speisen verursacht, besteht meist keine Entzündung. Wurde für die erbrochene Mahlzeit Insulin gespritzt, ist mit Unterzuckerungen zu rechnen! Die auf diese Weise verloren gegangenen Broteinheiten müssen in bekömmlicher Form ersetzt werden (Zwieback, Suppe …). Vorgehen bei Erbrechen: Lieber erst ein bis zwei Stunden nach einer Mahlzeit spritzen, wenn Sie glauben, das Essen bei sich behalten zu können. Essen Sie (Soletti) Salzstangen (sie gleichen den Salzverlust aus, 1 BE sind 10 bis 15 Stück), Zwieback (1 BE sind zwei Stück), Bananen (ein Stück sind 2 BE) und trinken Sie Cola (1/8 Liter sind 1 BE) oder Tee mit Zucker (zwei Teelöffel Zucker sind 1 BE). Vorgehen bei Durchfall: Beginnen Sie mit gesüßtem schwarzem Tee, dann Zwieback, Banane und geriebener Apfel. Am nächsten Tag dann fett- und kohlenhydratreduzierte Normalkost. Bei Durchfall in tropischen Ländern: Wenn nach drei Tagen keine Besserung eintritt, suchen Sie einen Arzt auf.

- **War Alkohol beteiligt?** Alkohol hemmt die Leber in ihrer Fähigkeit, Zucker an das Blut abzugeben. Speziell nachts ist der Zuckerverlauf aber das Ergebnis des Zusammenwirkens der Zuckerproduktion und -abgabe durch die Leber und der Wirkung der Basalrate. Der abendliche Genuss kohlenhydratreicher alkoholischer Getränke (Bier, süße Weine) steigert zunächst den Blutzucker durch den Kohlenhydratgehalt dieser Getränke. Da die Leber aber nur rund ein Zehntel Promille Alkohol pro Stunde entgiften kann, folgen dann je nach Alkoholgehalt des Blutes mehrere Stunden eine stark eingeschränkte Zuckerproduktion und -abgabe durch die Leber. Die Insulinwirkung hingegen bleibt unverändert und daher ist nach erhöhtem Alkoholgenuss mit einem zum Teil starken Absinken des Blutzuckers zu rechnen. Im Zusammenhang mit Alkohol empfiehlt sich folgendes Vorgehen: maßvoller Genuss, Alkohol nur zu Mahlzeiten, Essen sie zu jedem Achterl Wein ein Stück Brot, Semmel usw., Anheben des Blutzuckers (etwa vor dem Schlafengehen), häufigere Blutzuckerkontrollen, auch nachts, Zusatz-BE griffbereit halten.
- **Ist beim Spritzen des Insulins ein Fehler passiert?** Treten plötzlich heftige und unerklärliche Unterzuckerungen auf, so ist an Insulindosierungsfehler zu denken! Wurde statt des Basis-Insulins schnell wirkendes Insulin gespritzt, ist mit heftigen Unterzuckerungen innerhalb der nächsten drei bis sechs Stunden zu rechnen, da große Insulindosen in ihrer Wirkung länger anhalten. Vermehrte und engmaschige Blutzuckerkontrollen sind erforderlich!

Langsam und schnell resorbierbare Broteinheiten sind in ausreichender Menge vorrätig zu halten! Wurde statt des schnell wirkenden Insulins Verzögerungsinsulin gespritzt, ist während der Wirkungsdauer des Verzögerungsinsulins mit Unterzuckerungen zu rechnen. Dies kann die nächsten 12 bis 14 oder 24 Stunden betreffen. Auch in dieser Situation sind Unterzuckerungen durch die reichliche Zufuhr von zusätzlichen Broteinheiten in Verbindung mit engmaschigen Blutzuckerkontrollen abzufangen beziehungsweise zu behandeln! Sind Sie sich nicht sicher, ob Sie Ihr Insulin schon gespritzt haben, spritzen Sie auf keinen Fall nochmals. Lieber nach zwei bis drei Stunden messen und reagieren. Ist der Blutzucker in der Norm, haben Sie vermutlich richtig gespritzt, ist er weit erhöht, so können Sie nun korrigieren.

- **Sinkt der Insulinbedarf?** Ist eine Gewichtsabnahme im Gange, gelingt das Einhalten der Kalorienempfehlungen besonders gut. Wird mehr Bewegung gemacht und treten im Tagesverlauf Unterzuckerungen auf, so spricht das für einen sinkenden Insulinbedarf. Ein solcher erlaubt die Verringerung aller Insulindosen (siehe Kapitel: sinkender Insulinbedarf).

Hypo mit Bewusstlosigkeit – Hilfe durch Glucagon. Im Falle einer Unterzuckerung mit Bewusstlosigkeit sollte ein Angehöriger oder Ersthelfer folgende Maßnahmen ergreifen:

- stabile Seitenlagerung,
- Atemwege freihalten,
- nichts einflößen,
- Rettung verständigen.

Da im Allgemeinen die Ursache der Bewusstlosigkeit von Ersthelfern oder Passanten nicht festgestellt werden kann, sind unbedingt Rettung und Notarzt zu verständigen! Personen, die mit der Tatsache vertraut sind, dass bei der betreffenden Person ein insulinbehandelter Diabetes und somit die Möglichkeit von Unterzuckerungen mit Bewusstlosigkeit besteht, können in diesem Falle Glucagon verabreichen.

Glucagon ist ein Hormon, das den Blutzucker steigert, indem es den in der Leber gespeicherten Zucker freisetzt. Es ist keine Zuckerlösung und wirkt nur, wenn die Leber Zucker freisetzen kann! Also nicht, wenn die zu behandelnde Person alkoholisiert ist! Glucagon ist beispielsweise unter dem Handelsnamen GLUKAGEN von der Firma Novo-Nordisk in der Apotheke auf ärztliche Verschreibung erhältlich. In der Packung befindet sich eine mit Wasser befüllte Fertigspritze und das Medikament in einer Durchstichflasche als Trockensubstanz. Glucagon ist im Kühlschrank (+2 bis +8 °C) zu lagern. Bei Verdacht auf eine Unterzuckerung mit Bewusstlosigkeit sollte bei Vorhandensein von Glucagon folgendermaßen vorgegangen werden:

- Ansprechbarkeit/Erweckbarkeit testen. Erfolgt keine Reaktion, ist eine Blutzuckermessung erforderlich. Liegt der Blutzucker unter 50 mg/dl, spricht dies für eine Unterzuckerung mit Bewusslosigkeit.
- Stabile Seitenlagerung des Bewusstlosen.
- Nadelschutz von der Spritze abnehmen und die Abdeckung von der Durchstichflasche entfernen. Spritze in die Durchstichflasche einstechen und Wasser aus der Spritze in die Durchstichflasche spritzen; schütteln, bis das Glucagon aufgelöst ist. Inhalt der Durchstichflasche in die Spritze aufziehen.
- Injektion des Medikaments in das Unterhautfettgewebe einer der üblichen Insulininjektionsstellen. Man kann Glucagon im Notfall an allen Stellen des Körpers spritzen.
- Wenn das Bewusstsein wieder erlangt wurde, sollte der Diabetiker sofort zwei bis drei Broteinheiten essen! Sollte nach zehn Minuten das Bewusstsein nicht wieder erlangt sein, sind Rettung und Notarzt zu verständigen!

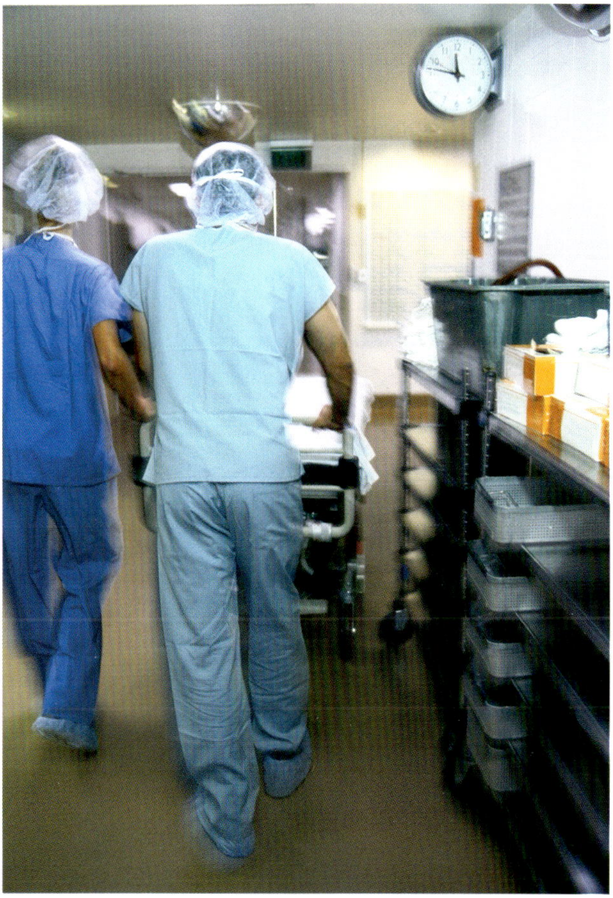

Anmerkung: Im alkoholisierten Zustand des Diabetikers ist Glucagon in seiner Wirkung abgeschwächt! Besonders nach Unterzuckerungen mit Bewusstlosigkeit ist daher eine Ursachenerforschung unerlässlich!

BASIS-BOLUS-Insulintherapie mit der Insulinpumpe

Hier sollen einige grundsätzliche Information über die Möglichkeiten und Besonderheiten einer Insulinpumpentherapie gegeben werden. Eine Insulinpumpe ist ein Gerät, das Insulin in den Körper abgibt. Sie ist genauestens programmierbar und für eine BASIS-BOLUS-Insulintherapie verwendbar, da sie vielen Anforderungen dieser Behandlungsform gerecht wird. Die Entscheidung für den Einsatz einer Pumpe muss gemeinsam mit dem behandelnden Arzt getroffen werden.
Ob eine Insulinpumpe verwendet werden soll, ist von verschiedenen Faktoren abhängig. Der behandelnde Diabetologe wird zu entscheiden haben, ob aus ärztlicher Sicht eine Begründung für die Insulinpumpentherapie vorliegt.
► **Eine Pumpe sollte nur verwendet werden, wenn ihre Einführung mit einer umfangreichen Schulung erfolgt.** Für den Diabetiker ist es wichtig, darüber aufgeklärt zu sein, was die Verwendung der Insulinpumpe für ihn und sein Leben bedeutet.

Aufbau von Insulinpumpen: Sie bestehen aus einem am Körper zu tragendem Reservoir und Steuerungsgerät, aus einem Katheter zum Insulintransport und aus Kanülen zur Verarbreichung des Insulins unter die Haut.

- **Reservoir und Steuergerät:** Für die meisten Pumpen ist es notwendig, Insulin aus Durchstichflaschen oder Pen-Patronen in Reservoirs, die in die Pumpen eingelegt werden, umzufüllen. Diese sind nur einmal zu verwenden. Sie ähneln Spritzen mit 2 oder 3 ml Inhalt. Das Insulin wird aus der Durchstichflasche oder Patrone aufgezogen, der Kolben der Spritze abgeschraubt und das Reservoir in die Pumpe eingelegt.
- **Katheter:** An das Reservoir wird die Leitung für das Insulin angeschraubt. Diese ist ein Kunststoffschlauch und steht in verschiedenen Längen zur Verfügung. Der Katheter ist gemeinsam mit dem Reservoir zu wechseln.
- **Kanülen:** Die Kanülen stecken im Unterhautfettgewebe des Bauches, der Oberarme, Oberschenkel oder der seitlichen Hüftgegend. Sie bestehen aus Stahl oder Kunststoff. Kunststoffkanülen werden mit Hilfe einer Führungsnadel eingestochen. Diese wird dann entfernt und nur die Kanüle bleibt im Unterhautfettgewebe liegen. Die Kanülen sind alle zwei bis drei Tage zu wechseln.

- **Batterien:** Die meisten Pumpen werden mit handelsüblichen Batterien betrieben. Eine Batterie hält ungefähr drei bis sechs Wochen.

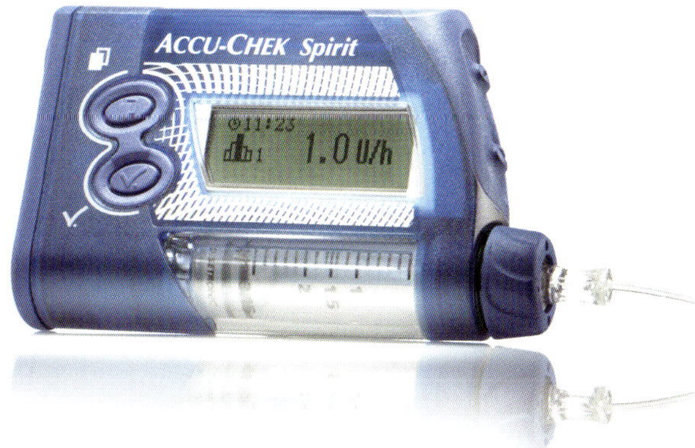

Abgabe von Basalinsulin

Die Insulinpumpe gibt das Basalinsulin nicht in Form von Verzögerungsinsulin, sondern in Form von schnell wirkendem Insulin ab. Sie tut dies in kleinen Teildosen. Daher ist es mit einer Insulinpumpe möglich, die Basalinsulindosis für jede Stunde getrennt festzulegen. Sie kann so programmiert werden, dass sie etwa von 1.00 bis 2.00 Uhr nachts 1 I.E. pro Stunde abgibt, von 2.00 bis 3.00 Uhr 1,2 I.E., von 3.00 bis 4.00 Uhr 1,4 I.E. und so weiter. Dadurch kann dem unterschiedlichen Insulinbedarf zu unterschiedlichen Tageszeiten viel besser als mit bis zu 12 oder 24 Stunden wirksamem Verzögerungsinsulin Rechnung getragen werden.

Die Behandlung des Morgengrauen-Phänomens ist eine Domäne der Insulinpumpentherapie, da dem Blutzuckeranstieg zu dieser Zeit gezielt höhere basale Insulindosen entgegengesetzt werden können. Wenn gegen 3.00 Uhr nachts infolge der besseren Insulinwirkung häufig Unterzuckerungen entstehen, können durch gezielte stundenweise Absenkungen der Basalrate in Zehntel-Einheiten-Schritten Unterzuckerungen vermieden werden. Dies wäre mit Verzögerungsinsulin nicht möglich. Die Basalrate kann bei den meisten Insulinpumpen „temporär", also über einen bestimmten Zeitabschnitt hinweg, gesteigert oder gesenkt werden.

Bei körperlicher Aktivität kann die Basalrate über einen festzulegenden Zeitraum prozentuell reduziert werden. Für eine Stunde körperlicher Aktivität könnte die Basalrate für 60 Minuten auf 50 oder 60 Prozent der üblichen Menge reduziert werden. Auch im Krankheitsfall ist diese Funktion verwendbar, indem die Basalrate für 24 Stunden um 20, 30 oder 40 Prozent gesteigert wird. Geht der Insulinbedarf im Zuge des Abklingens der Erkrankung wieder zurück, so kann die Basalinsulindosis ohne zeitliche Verzögerung wieder reduziert werden.

Erstellung von Basalratenprofilen

Je nach Pumpenmodell kann für jede Stunde des Tages oder für mehrstündige Zeiträume eine Einheitenmenge in Zehntel-Einheiten festgelegt werden. Das erlaubt, unterschiedlichen Insulinbedarf zu unterschiedlichen Tageszeiten bereits in der Basalrate zu berücksichtigen. Bei den meisten Pumpen können mehrere Profile erstellt werden. So kann eines für bewegungsreichere Zeiten (zum Beispiel Arbeitsalltag) und eines für bewegungsärmere Zeiten (zum Beispiel Wochenende) festgelegt und bei Bedarf aktiviert werden. Da die Basalrate in Form von schnell wirkendem Insulin abgegeben wird, ist sie genau steuerbar und kann unterschiedlichsten zeitlichen Gegebenheiten angepasst werden. Dazu ist es nötig, das Basalinsulin über einen Katheter und eine Kanüle, die aus Kunststoff besteht und im Unterhautfettgewebe liegt, kontinuierlich zuzuführen. Dazu muss die Pumpe mit wenigen kurzen Unterbrechungen 24 Stunden am Tag getragen werden.

Abgabe von Bolusinsulin

Die Bolusinsulindosis wird auf der Pumpe eingestellt und abgerufen. Die Pumpe gibt dann, je nach Programmierung, die gesamte Dosis in kurzer Zeit ab. Viele Pumpen bieten unterschiedliche Arten, das Bolusinsulin einzustellen und abzurufen. So kann bei manchen Pumpen das Einstellen und Abrufen der Dosis ohne Sicht auf die Pumpe geschehen. Die Pumpe meldet und bestätigt die eingestellte Dosis und ihre Abgabe durch akustische Signale oder Vibrationssignale. Das erlaubt eine diskrete Insulinabgabe.
Fettreiche Mahlzeiten, die auch größere Mengen Kohlenhydrate enthalten, führen zu einem vorerst langsameren, dann allerdings umso heftigeren Blutzuckeranstieg. Für solche Mahlzeiten und den für sie typischen Blutzuckerverlauf empfiehlt sich ein Aufteilen der Insulindosis. Hier bietet die Pumpe folgende Möglichkeiten:

- Das Bolusinsulin kann **verzögert** abgegeben werden. Nachdem die Dosis eingegeben wurde, kann ein Zeitraum festgelegt werden, zu dem die Pumpe das Bolusinsulin abgibt. Dadurch setzt die Wirkung des Bolusinsulins allmählich ein und nimmt in dem Ausmaß zu, wie der Blutzucker ansteigt.
- Das Bolusinsulin wird in Form eines **„aufgeteilten Bolus"** abgerufen. Die Pumpe wird so programmiert, dass sie einen Teil des Bolus sofort abgibt,

den Rest über einen festgelegten Zeitraum hinweg. Auch auf diese Weise kann die Wirkung des Bolus dem erwarteten Zuckeranstieg durch die Mahlzeit angepasst werden.

Manche Pumpen liefern Vorschläge zur Bolus-Insulindosierung. Zu diesem Zweck kann die Bolusrate für die Mahlzeiten zu verschiedenen Tageszeiten in die Pumpe eingegeben werden. Ebenso der für diese Tageszeit gültige Korrekturfaktor. Vor der Mahlzeit wird die aktuelle Blutzuckerhöhe eingegeben, ebenso die beabsichtigte Menge an Broteinheiten. Die Pumpe errechnet dann auf Grund der eingegebenen Daten und der Wirkverläufe der zuletzt abgerufenen Insulingaben eine Insulindosis für die kommende Mahlzeit, gegebenenfalls mit einer Korrektur, und schlägt sie als abzurufende Insulindosis vor. Wenn diese Funktion verwendet wird, ist es wichtig, diese Angaben als Vorschläge zu betrachten! Bevor der Vorschlag angenommen wird, muss geprüft werden, ob nicht noch andere Umstände (Bewegung, Alkohol usw.) zu berücksichtigen sind. Auch ist zu prüfen, ob die bisher angenommenen Vorschläge das gewünschte Ergebnis brachten oder ob die programmierten Eingaben allenfalls anzupassen sind.

Mögliche Probleme mit Insulinpumpen

In technischer Hinsicht sind Insulinpumpen bestens für einen sicheren Betrieb ausgerichtet. Entsprechende Alarme warnen vor einem Absinken der Batteriespannung oder kündigen das Erreichen des Endes des Vorrats in der Insulinkartusche an. Die Pumpe kann so programmiert werden, dass sie einige Stunden nach der letzten Bedienung die Insulinzufuhr unterbricht. Das verhindert im Falle einer Unterzuckerung mit Bewusslosigkeit eine Insulinzufuhr bis zum Erreichen des Endes des Vorrats. Hindernisse oder Knicke in Katheter oder Kanüle nimmt die Pumpe durch einen Druckanstieg im System wahr und gibt Alarm.
Sollte jedoch die Kanüle aus der Stichstelle gerutscht sein, ist dieser Umstand für die Pumpe nicht erkennbar. Andererseits wird dadurch die Insulinzufuhr vollkommen unterbrochen und es ist die Entwicklung der Symptome eines Insulinmangels (starke Erhöhung des Blutzuckers) zu erwarten.
Durch die engmaschige Selbstkontrolle unter der BASIS-BOLUS-Insulintherapie sollte ein Insulinmangel unverzüglich bemerkt werden und ist mit

der Pumpe oder durch Verwendung von Insulinpens, die für den Fall eines technischen Versagens immer vorrätig zu halten sind, zu korrigieren. Der Pumpenträger muss aber wissen, dass eine Unterbrechnung der Insulinzufuhr sehr schnell auch zu einem Abklingen der Basalinsulinwirkung führt. In der Einschulung auf die Pumpe und auf die Besonderheiten der Insulinpumpentherapie wird er darauf ausdrücklich hingewiesen.

Nachteile der Insulinpumpe

Mögliche Nachteile einer Insulinpumpenbehandlung bei Diabetes:

- Psychologisch – Abhängigkeit von einer Maschine, die 24 Stunden am Körper getragen werden muss.
- Bei defekter Insulinzufuhr treten schwerere Stoffwechselentgleisungen bis hin zur Ketoazidose schneller ein als bei der konventionellen Therapie, da das länger wirkende Basalinsulin fehlt.
- Bei fehlender Hygiene können an den Einstichstellen der Katheter Infektionen entstehen.
- Besondere Handlungmaßnahmen in manchen Situationen (wie bei Sport, Strand, Schwimmbad) sind erforderlich.

Die Insulinpumpe der Zukunft

Gegenwärtig versucht man ein System mit einem dauerhaft getragenen Glukosesensor in der Haut. Dieser misst den Blutzucker und gibt die Werte telemetrisch an die Pumpe weiter, die dann die entsprechende Menge an Insulin ausschüttet (Beispiele: Paradigm-512- und -712-Pumpen).

Diabetes im Alltag

Tipps und Tricks

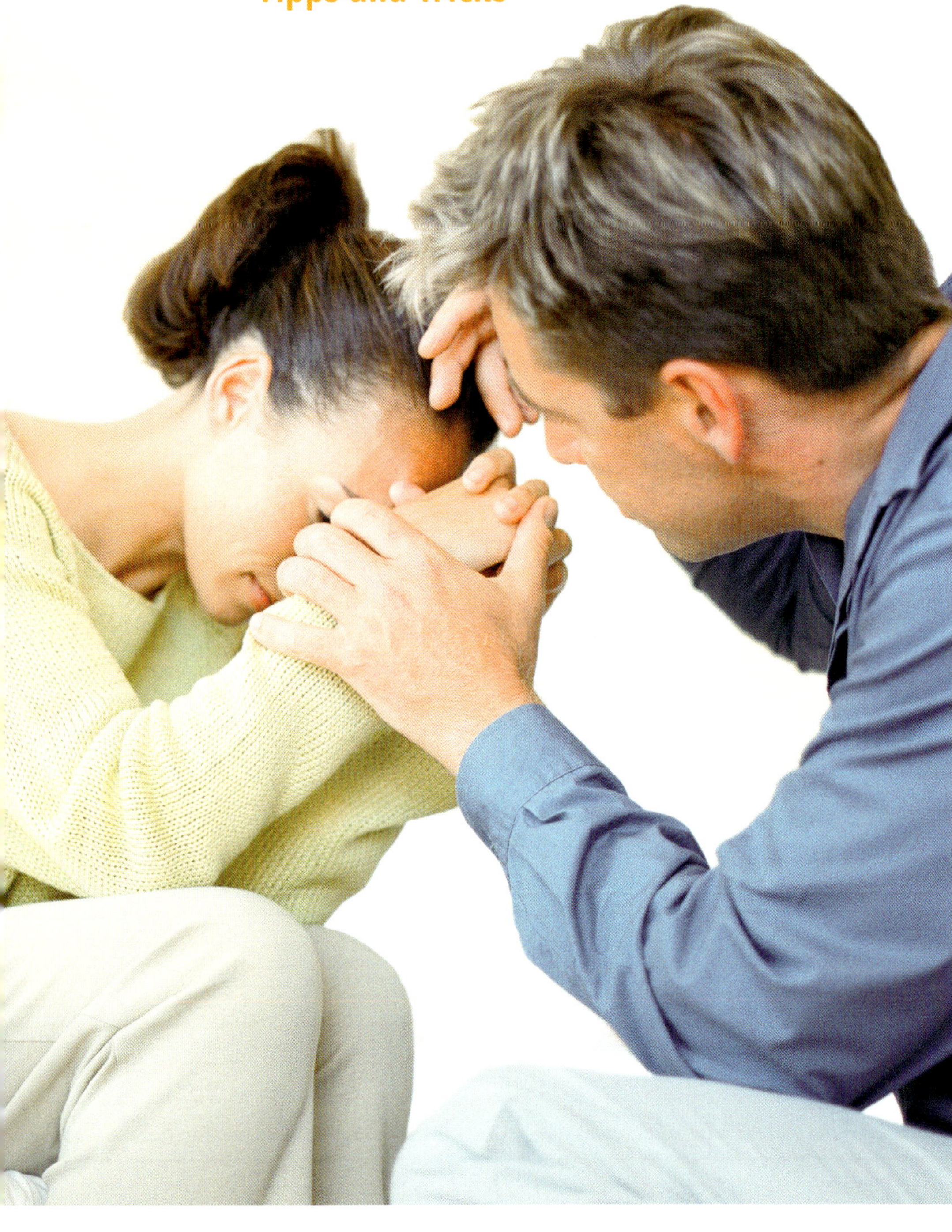

Diabetes – seelisch

Erinnern Sie sich noch an den Moment, als Sie erfuhren, dass Sie Diabetes haben? Es war ein Schock für Sie. Man musste Ihnen klar machen, dass Sie an einer Krankheit leiden, an der Menschen sterben.

Erleichterung: Viele Diabetiker empfinden nach der Erstdiagnose zunächst Erleichterung, dass es „nur" Diabetes ist. Das ist durchaus verständlich. Die Wochen davor waren geprägt von Gewichtsverlust, von permanentem Wasserlassen, großem Durst, eventuell Beeinträchtigung der Sehfähigkeit. Sie haben gewusst, dass etwas mit Ihnen nicht in Ordnung ist und vielleicht haben Sie schon geglaubt, es könnte eine schreckliche Krankheit sein, ein Gehirntumor, Krebs, Leukämie oder Ähnliches. Und nun ist es „nur" Diabetes – eine Krankheit, an der Millionen von Menschen leiden. Damit werden Sie doch fertig werden – oder?

Abwehr: Vielleicht haben Sie versucht, die Diagnose in Frage zu stellen – trotz aller Beweise wollten Sie nicht daran glauben. Vielleicht hat Ihr Arzt Ihnen noch dabei geholfen, indem er nur eine „leichte Zuckerkrankheit" feststellte, was allerdings ebenso wenig möglich ist wie ein „bisschen Schwangerschaft". Irgendwann mussten Sie einsehen, dass die Diagnose richtig ist, und Sie haben angefangen, Informationen zu sammeln, die Ihnen beim Umgang mit dieser Krankheit helfen können. Wenn Sie Glück hatten, wurden Sie vom ersten Tag an gut geschult und auch psychisch auf das Leben als chronisch Kranker vorbereitet.
Es ist zu hoffen, dass Sie die Diagnose gegenüber Ihrer Familie und im Freundeskreis nicht geheim gehalten haben. Für Diabetes muss man sich nicht schämen. Zudem ist die Hilfe Ihrer Umgebung für die Bewältigung ihrer neuen Lebensumstände wichtig: Ihre Kollegen sollten Ihnen keine Süßigkeiten anbieten, die Sie nicht essen können. Ihre Freunde sollten wissen, dass Sie nicht unhöflich sind, wenn Sie bestimmte Speisen oder Getränke ablehnen.
Sie haben keine Schuld an dieser Erkrankung. Diabetes ist keine Erkrankung, die stigmatisiert. Es ist nicht ansteckend und daher nicht gefährlich. Wenn Sie mit Ihrer Erkrankung offen umgehen, werden Sie entdecken, dass Sie nicht alleine sind mit Ihrem Diabetes. Sie werden bald bemerken, dass es

eine Menge Diabetiker gibt, die alle dieselben Probleme zu bewältigen haben wie Sie und Ihnen mit Tipps und Tricks helfen können.

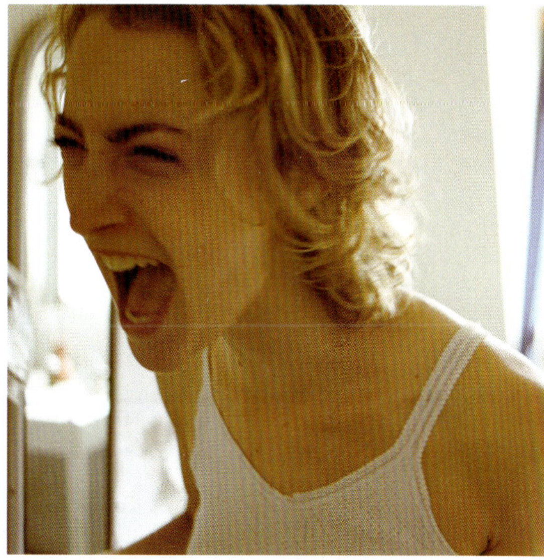

Wut: Sobald Sie die Phase der Abwehr überwunden haben, werden Sie wütend sein. Warum haben ausgerechnet Sie diese Krankheit? Sie werden aber bald herausfinden, dass Sie nichts tun können, um die Krankheit loszuwerden. Wut macht sie nur schlimmer, und es ist gefährlich, wenn aus Wut folgendes passiert: Ihre Wut richtet sich gegen eine bestimmte Person, wodurch diese verletzt wird.
Sie fühlen sich schuldig, weil Ihre Wut Ihnen und Ihren Nächsten schadet. Wut kann eine sinnvolle und gute Therapie verhindern. Wenn Sie wütend sind, sind Sie nicht in der Lage, Probleme zu lösen. Die Krankheit braucht aber Ihre volle Aufmerksamkeit. Nutzen Sie Ihre Energien, um Ihrem Diabetes kreativ und sinnvoll zu begegnen und vergeuden Sie sie nicht mit Wut. Wenn Sie wütend auf Ihren Körper sind, weil er Ihnen das angetan hat, wollen Sie ihn bestrafen, indem Sie Ihre Therapie nicht einhalten.

Verhandeln: Ihnen wird bewusst, dass Sie nicht unsterblich sind und Sie versuchen, um Zeit zu verhandeln. Auch wenn Ihnen wahrscheinlich klar ist, dass Sie noch ein langes Leben vor sich haben können, das ständige Reden über Komplikationen, Spätfolgen, Hypos, Blutzuckermessen und Therapien deprimiert. Eine depressive Grundstimmung erschwert aber eine gute Therapie noch mehr.
Diabetiker leiden zwei- bis viermal so häufig an Depressionen wie die allgemeine Bevölkerung. Angstzustände kommen bei Diabetikern drei- bis fünfmal häufiger vor als bei Menschen ohne Diabetes. Wenn Sie unter Depressionen leiden, haben Sie möglicherweise das Gefühl, dass der Diabetes Ihnen ganz spezielle Probleme bereitet und dieser Umstand Ihre Niedergeschlagenheit rechtfertigt. Vielleicht empfinden Sie Ihre Erkrankung so:

- Diabetes hindert Sie daran, Freunde zu finden.
- Als Diabetiker sind Sie in Ihren Freizeitbeschäftigungen eingeschränkt.
- Sie fühlen sich zu schwach, um Schwierigkeiten zu begegnen.
- Sie haben Angst vor der Zukunft und möglichen diabetischen Spätfolgen.
- Sie dürfen nicht essen, wann und worauf Sie Lust haben.
- Sie sind genervt von all den kleinen Einschränkungen, die der Diabetes mit sich bringt.
- Sie hassen Ihren Körper, weil er Ihnen das angetan hat.
- Sie hassen Ihre Eltern, weil sie Ihnen diese Gene vererbt haben.

All diese Bedenken sind berechtigt, aber Sie können sie überwinden. Hier sind einige wichtige Methoden:

- Erkennen Sie, dass weder Ihr Körper noch Ihre Eltern schuld an Ihrer Krankheit tragen.
- Dass nicht jede Unregelmäßigkeit im Blutzucker Ihre Schuld ist.
- Erzählen Sie einem Freund, Verwandten, Geistlichen oder Psychologen von Ihren Sorgen. Geteiltes Leid ist halbes Leid.
- Starten Sie ein regelmäßiges Bewegungsprogramm.
- Versuchen Sie, einen optimalen Blutzuckerwert zu erreichen.

Es ist keine Schande, sich zu ergeben

Die Frage, die sich einem Diabetiker oft stellt, lautet: Wie lebe ich nicht mit meinem Diabetes, sondern trotz meines Diabetes? Obwohl man den Diabetikern oft vor Augen hält, dass diese Krankheit eigentlich gar keine ist, sondern bloß eine unangenehme Stoffwechselstörung, die man gut im Griff haben kann, weil sie ja andere auch gut bewältigen, so bleibt doch die Tatsache, dass Diabetes eine tödliche Krankheit ist. Wir können bloß das Ende mit Insulin hinausschieben, ohne Insulin wären alle Diabetiker Typ 1 vermutlich innerhalb eines Jahres tot.
Man erzählt Diabetikern auch immer, dass es viele Berühmtheiten gibt, die mit Diabetes tolle Leistungen vollbringen. Schon klar, nur, weil sie Berühmtheiten sind, haben sie stets einen Ausnahmebonus, man hat mit Sicherheit in Beruf und Karriere mehr auf sie Rücksicht genommen als auf den kleinen Diabetiker in der unteren Abteilung. Die Hollywood-Schauspielerin Halle Berry ist ein berühmter Filmstar, hat Diabetes Typ 1 und ist Pumpenträgerin. Sie wird am Film-Set stets von einem ausgebildeten Diabetologen

begleitet, der sich allein um sie und ihren Diabetes kümmert. Wer von uns hat das schon?

Dennoch, und da kann man den „Diabetes-Optimisten" Recht geben, muss man im Leben die Balance finden zwischen dem, was man als Diabetiker kann und dem, was man zwar auch könnte, aber nicht tun sollte, um seine Einstellung nicht zu verschlechtern. Man muss sich also entscheiden, will man den perfekten HbA1c oder eine bessere Lebensqualität, beides zu vereinbaren wird nicht immer gelingen.

Wie denn auch. Sehen wir uns den möglichen Tagesablauf eines BASIS-BOLUS-Patienten mit Typ-1-Diabetes an: Aufstehen, messen, Basisinsulin spritzen, zum Frühstück Bolusinsulin spritzen, am Vormittag messen, eventuell korrigieren, zu Mittag messen, nach dem Essen Bolusinsulin spritzen, am Nachmittag messen, eventuelle Korrektur, zum Abendessen messen, Bolusinsulin, danach Basisinsulin spritzen, vor dem Schlafengehen messen, eventuell Korrektur spritzen. Im schlimmsten Fall hat man an einem Tag 13-mal ein Stück Stahl in seinen Körper gestochen, meistens sind es bloß acht- bis neunmal. Im Jahr sind das etwa 3.000 bis 4.000, in zehn Jahren 30.000 bis 40.000 und in 20 Jahren macht das etwa 60.000 bis 80.000 Stiche. Wie soll man das aushalten?

Man hält es aus, weil man es muss, es bleibt einem nichts anderes übrig, zu sterben ist keine Option. Man kann sich aber entscheiden, ob man sein Leben als Perfektionist nur dem Diabetes widmen möchte (Stichwort: Berufsdiabetiker) oder als Ignorant dagegen arbeitet – die Wahrheit liegt darin, eine Mitte zu finden.

Man versucht den Diabetes in sein Leben zu integrieren. Manche Ärzte raten, ihn als Partner und nicht als Feind zu sehen, mit dem man sich arrangieren kann. Das heißt, man kann damit zurecht kommen, ganz akzeptieren kann man ihn aber niemals. Man muss sich dem Diabetes stellen, dabei hilft die BASIS-BOLUS-Insulintherapie enorm. Das alte, heute überkommene Diabetes-Regime mit fixen Essens- und Spritzzeiten war ein Horror. Heute kann man mit Diabetes ein gutes Leben führen, mit einem Job, Reisen rund um die Welt und einer vom Diabetes unbelasteten Familie.

Dafür bezahlt man aber auch. Man muss sich die Frage stellen, ob man ein langes ereignisloses oder ein kürzeres und interessantes Leben möchte. Für Diabetiker heißt das, entweder ein Leben streng nach den Diabetes- und den BASIS-BOLUS-Regeln mit zeitweisem Verzicht auf alles, was Freude macht,

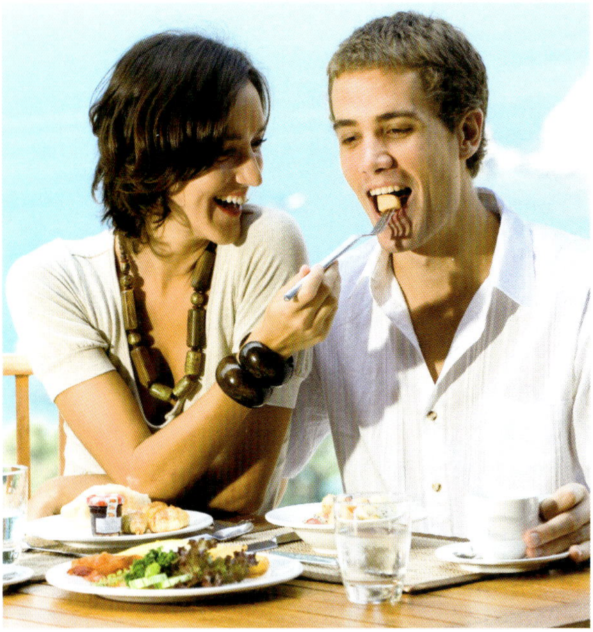

oder ein manchmal lockeres Leben mit einem nicht so perfekten HbA1c. Wenn einem Karriere und Spaß wichtiger sind, dann wird man irgendwann dafür bezahlen, indem man sich Folgeschäden einfängt.

Auf der anderen Seite: Sieht man sich die Statistiken der Folgeschäden an, so haben zwei Drittel der Typ-1-Diabetiker nach 20 Jahren mindestens einen Folgeschaden entwickelt, unabhängig davon, ob sie streng nach den Diabetestherapie-Regeln gelebt haben oder nicht. Den einen trifft es zuerst an den Augen, den anderen an den Nerven. Damit soll aber nicht ein zügelloses Leben unter Vernachlässigung der Diabetestherapie empfohlen werden, aber als Diabetiker sollte man sich darüber im Klaren sein, dass mit Diabetes das Leben nicht vorbei ist. Man muss nicht angsterfüllt alle paar Stunden auf sein Messgerät starren und jedem HbA1c-Wert mit Furcht entgegen sehen. ► **Man muss auch Leben und zeitweise den Diabetes vergessen können. Gönnen Sie sich ein Leben!**

Natürlich hat man auch seine Krisen, in denen man den Diabetes als einen übermächtigen Feind ansieht, den man nicht besiegen kann und der einem immer mehr Wunden schlagen wird. Manchmal kapituliert man vor all den Anforderungen, die der Diabetes an einen stellt und gibt ihm für alle Probleme im Leben die Schuld. In so einem Zustand ist man dann ungerecht zu sich selbst, seinem Partner, den Kindern und jedem anderen, der einem begegnet. Und das ist alles ganz normal, denn man ist krank, auch wenn man das Wort nicht sehen, hören oder lesen möchte.

Lernen Sie von Ihrem Diabetes: Disziplin, Freude zu empfinden über Dinge, die Ihnen sonst vielleicht nicht aufgefallen wären. Ohne Insulin wären sie sehr schnell tot, Sie sind also ein „Toter auf Urlaub" und so kann man auch das Leben sehen. Kümmern Sie sich gut um Ihren Diabetes, aber lassen Sie ihn nicht Ihr Leben bestimmen. Gönnen Sie sich lieber jetzt ein paar gute Jahre,

statt angsterfüllt jede BE zu zählen, nicht auszugehen und über jeden zu hohen Blutzuckerwert entsetzt zu sein.
Die Wahl, wie man mit seinem Diabetes umgeht, ist jedem selbst überlassen. Er ist ein Faktum im Leben des Diabetikers. Man kann ihn nicht besiegen, bestenfalls in die Schranken weisen. Aber man muss Leben, bloß existieren wäre, auch mit einem perfekt eingestellten Diabetes, einfach zu wenig.

Tipps, wie man seinen Diabetes besser in den Griff bekommt:

- Akzeptieren Sie Ihren Diabetes als Erkrankung. Er ist mehr als eine Stoffwechselstörung.
- Lernen Sie, die Symptome für zu hohen oder zu niedrigen Blutzucker im Auge zu behalten.
- Nutzen Sie die Diabetikerberatung bei Ihrem Arzt oder bei einer Diabetes-Ambulanz. Nehmen sie jede Schulung an, die Sie bekommen können. Sie werden dort intensiv auf eine selbstständige Blutzuckermessung und auf den Umgang mit Insulin vorbereitet.
- Lernen Sie, sich selbst Insulin-Injektionen unter die Haut zu geben. Sie werden das ein Leben lang tun müssen. Nehmen Sie jedesmal eine frische Nadel, es schmerzt weniger.
- Führen Sie immer Kohlenhydrate mit sich, um eine Unterzuckerung zu verhindern.
- Ihr Arzt wird mit Ihnen regelmäßige Kontrolltermine vereinbaren, um Blutzucker-, Nieren- und Blutfettwerte zu messen sowie Blutdruck, Urin und Ihre Füße zu kontrollieren. Falls Komplikationen oder Spätschäden auftreten, wird er zusätzliche Untersuchungen veranlassen oder Sie zu einem entsprechenden Spezialisten überweisen. Halten Sie diese Termine ein.
- Gehen Sie regelmäßig mindestens einmal im Jahr zum Augenarzt.
- Wenn Sie zusätzlich und vorübergehend erkranken, etwa an Grippe, kann es zu Komplikationen kommen. Setzen Sie entsprechende Gegenmaßnahmen, holen sie eventuell ärztliche Hilfe.
- Sorgen Sie für Bewegung in Ihrem Leben. Sport ist das beste Mittel, um Ihren Blutzucker unten zu halten.
- Stellen Sie Ihre Ernährung auf eine gesunde, fettreduzierte Vollwertkost um, Salat und Fisch sind allemal besser für Sie als Fleisch und Süßigkeiten. Holen Sie sich Tipps von einem Ernährungsberater.

- Kümmern Sie sich um Ihre Psyche. Sie sind krank, aber Ihre Krankheit ist mit den richtigen Mitteln zu beherrschen. Auch wenn Sie es nicht wahrhaben wollen, im Unterbewusstsein nagt die Tatsache an Ihrer Seele. Suchen Sie sich professionellen Beistand, sei es in der Religion oder bei den Psychologen. Halten Sie sich an Ihre mit dem Arzt ausgearbeitete Therapie, aber erklären Sie diese nicht zur Ersatzreligion. Leben Sie ein reichhaltiges Leben.
- Und das Wichtigste: Bleiben Sie am Leben!

Motivation und persönliche Ziele in der Diabetestherapie

Als Diabetiker muss man sich drei Fragen stellen, um sein Leben mit der Krankheit zu definieren:
- Wie kann man mit Diabetes leben, ihm genug Aufmerksamkeit schenken, aber ihm dennoch nicht alles unterordnen, sondern auch Freude empfinden?
- Wie schaffe ich es, den Diabetes stets als Teil meines Lebens zu berücksichtigen, ihn aber nicht mein Leben bestimmen zu lassen?
- Wie will **ich** mit **meinem** Diabetes umgehen?

Bei der Therapie des Diabetes fällt dem Patienten die Rolle zu, die wesentlichen Therapiemaßnahmen in seinem Alltag dauerhaft und selbstverantwortlich umzusetzen. Die Prognose des Diabetes hängt zu einem großen Teil davon ab, wie es dem Betroffenen gelingt, eine dauerhafte Behandlungsmotivation zu entwickeln, um die erforderlichen therapeutischen Maßnahmen auch konsequent umzusetzen. Der Aufbau und der langfristige Erhalt einer Motivation zur Selbstbehandlung des Diabetes stellt eine der größten Schwierigkeiten der Diabetestherapie dar und ist für Arzt und Patienten eine wiederkehrende Quelle von Frustrationen. Trotz immer weiter ausgefeilter und optimierter Therapiestrategien stellt die seelische Bereitschaft für die Anwendung und Umsetzung dieser Maßnahmen das eigentliche Problem in der Diabetestherapie dar.
Man muss die Krankheit akzeptieren, um sich nicht vom Diabetes beherrschen zu lassen. Dazu ist es notwendig, eine gute Motivation für die Beschwernisse der Behandlung und des Alltags zu finden, die zeigt, dass das Leben mit Diabetes lebenswert sein kann.

Neue Lebensgewohnheiten: Im Zusammenhang mit Ihrem Diabetes sollten Sie Ihre bisherigen Lebensgewohnheiten überprüfen: Ihre privaten und beruflichen Lebensziele, die Ernährungsgewohnheiten, den Stellenwert von körperlicher Bewegung und andere Dinge. Was möchten Sie verändern, was möchten Sie Neues probieren, was möchten Sie beibehalten? Eine gute Diabetes-Schulung vermittelt das nötige Wissen für den Umgang mit Diabetes und bietet Hilfe bei der Veränderung von Lebensgewohnheiten an. Sie müssen selbst aus den zahlreichen Möglichkeiten für Therapie und Lebensführung die Passenden für sich und Ihre Lebensziele auswählen. Das kann aufgrund der vielen Lehrmeinungen und Therapiearten verwirrend sein. Das Gute daran ist: In einer modernen Diabetestherapie wie bei der BASIS-BOLUS-Insulintherapie gibt es keine generellen Verbote!

Selbstmanagement: Das Selbstmanagement in der Diabetestherapie führt nur über Selbstverantwortung. Sie müssen selbst Ihre Ziele definieren, aus den zahlreichen Möglichkeiten der Therapien eine Auswahl treffen, sich täglich mit Ihrem Stoffwechsel beschäftigen und sich selbst motivieren. Hinzu kommt, dass es auch bei der Diabetestherapie, wie „im richtigen Leben“, zu Rückschlägen und Neuanfängen kommen kann. Wählen Sie deshalb Ihre Ziele realistisch: Sie wollen viele Erfolgserlebnisse und wenig Misserfolge, damit vermeiden Sie Frustrationen.
Wenn Sie neue Ziele suchen, dann nehmen Sie sich die Zeit, den notwendigen Plan genau zu überdenken und aufzuschreiben. Was genau möchten Sie erreichen? Stellen Sie sich vor, wie es sein wird, wenn Sie Ihr Ziel erreicht haben. Planen Sie den Weg in kleinen Schritten, die Sie sich gut vorstellen können. Denken Sie im Voraus über mögliche Probleme nach und wie Sie diese umgehen wollen. Mit einem genau überdachten Plan fällt es leichter, ein Ziel zu verfolgen!

Motivationstief? Es ist normal, dass man die Motivation nicht gleich intensiv über lange Zeit aufrechterhalten kann. Der Diabetes ist hier keine Ausnahme. Kurzfristige Ausrutscher in der Diabetestherapie sind nicht so tragisch. Sollte aber ein Motivationstief länger anhalten, dann fragen Sie sich, woran das liegen könnte: Fühlen Sie sich nicht ausreichend unterstützt? Haben Sie Schwierigkeiten, die Erkrankung zu akzeptieren? Haben Sie private Probleme? Fällt es Ihnen im Augenblick schwer, Ihre Ziele klar zu formulieren?

Überlegen Sie, wie Sie wieder Energie und Motivation auftanken können. Nehmen Sie Hilfe von Ihrem Partner, der Familie und Freunden an. Auch ein Gespräch mit Ihrem Arzt, Diabetes-Berater, Seelsorger oder Psychologen kann Sie aus der Krise führen. Mehr Zeit für sich selbst oder ein längerer Urlaub wirken manchmal Wunder.
Ein Weg aus Krisen ist der Erfahrungsaustausch mit anderen Betroffenen. Das Gespräch in einer Diabetes-(Selbsthilfe-)Gruppe kann über Tiefs hinweghelfen. In der Gruppe lassen sich Ziele wie Gewichtsreduktion, regelmäßige Bewegung, ein besserer HbA1c usw. leichter erreichen.

Diabetes und Stress

In der modernen Industriegesellschaft und Arbeitswelt leidet fast jeder an Stress. Dabei gibt es zwei Arten:

- Eu-Stress, den man braucht, um optimal angespannt zu funktionieren und Erfolg zu haben (positiver Stress),
- Dys-Stress der überfordert, dem man sich nicht gewachsen fühlt und dazu führt, dass man langsam aber sicher in eine tiefe Erschöpfung gerät (negativer Stress – Burnout).

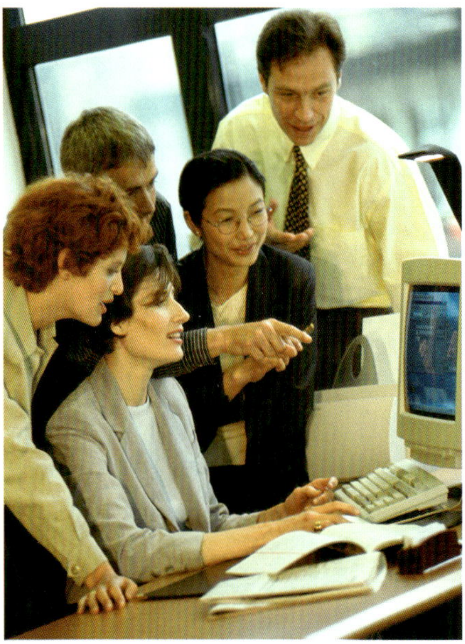

Negativer Stress nimmt im Körper über verschiedene Mechanismen Einfluss auf den Blutzucker. In Belastungssituationen werden anti-insulinär wirkende Hormone ausgeschüttet, die die Wirksamkeit des Insulins verschlechtern und die Blutzuckerwerte erhöhen. Es gibt aber auch Diabetiker, die in Stresssituationen zu Unterzuckerungen neigen, weil sie vor lauter Belastung auf das Essen vergessen oder keinen Bissen runterbringen.
Stress macht „nachlässig". Unter Stress tritt der Diabetes in den Hintergrund. Man kümmert sich

weniger intensiv darum. Es kommt dadurch vermehrt zu Blutzuckerschwankungen, da man Essen und Spritzen nur mehr nebenbei erledigt. Subjektiv empfundener Stress oder eine hohe berufliche Belastung dürfen nicht dazu führen, dass man dies als Ausrede dafür sucht, sich nicht richtig um seinen Diabetes zu kümmern.

Stress kann sich durch körperliche Belastungen und seelische Belastungen auf die Höhe des Blutzuckerspiegels auswirken. Jede Belastung hat andere Auswirkungen auf den Blutzuckerspiegel. Körperliche Belastungen führen im Allgemeinen dazu, dass der Blutzuckerspiegel ansteigt. Zu körperlichen Belastungen gehören etwa Krankheiten mit Fieber, Operationen und Verletzungen. Psychischer oder seelischer Stress können unterschiedliche Auswirkungen haben, beim Diabetes Typ 1 können seelische Belastungen zu einem Anstieg, aber auch zu einem Abfall des Blutzuckerspiegels führen. Belastungen können sich auch indirekt auf den Blutzuckerspiegel auswirken. Stress führt oft dazu, dass Betroffene ihr Diabetes-Programm nicht mit der Regelmäßigkeit einhalten, die erforderlich ist, um den Blutzuckerspiegel unter Kontrolle zu halten.

Unter Stress kann passieren, dass man

- sich mehr oder weniger als sonst bewegt,
- mehr oder weniger als sonst isst,
- weniger gesunde Nahrungsmittel und mehr an Fastfood isst,
- den Blutzuckerspiegel nicht oft genug kontrolliert,
- vergisst, Insulin zu spritzen oder dies nicht zum richtigen Zeitpunkt tut,
- nicht mehr weiß, ob man schon gespritzt hat oder nicht.

Vermeiden Sie als Diabetiker Stress und seelische Belastungen: Lernen Sie, sich auch in belastenden beruflichen und privaten Situationen zu entspannen. Versuchen Sie es mit Yoga, Tiefenatmung oder Entspannungstechniken, die in Kursen vermittelt werden. Betrachten Sie Ihren Terminkalender und fragen Sie sich, was Sie ändern können, um sich selbst zu entlasten. Überprüfen Sie Ihr Leben (eventuell mit Hilfe eines Psychologen) und arbeiten Sie jene Situationen ab, die Ihnen beruflich, privat oder in einer Beziehung Stress verursachen.

Bewegen Sie Sich regelmäßig. Besonders Sport hat sich zur Vermeidung von Stress bewährt.

Stress hält den Blutzuckerspiegel nach dem Essen oben, messen Sie daher in entsprechenden Situationen öfter und korrigieren Sie den Blutzuckerwert nach den Korrekturregeln.

Machen Sie sich bewusst, dass Sie als Diabetiker eine schwere Krankheit zu bewältigen haben (und nicht nur eine „Stoffwechselstörung"). Sie dürfen sich daher krank fühlen und in Ihrem Leben auch Phasen der „Entschleunigung" einlegen. Manchmal mag es richtiger sein, auf eine Gehaltserhöhung oder einen Karriereschritt zu verzichten, der mehr Stress bringt. Wenn Sie länger und ohne Folgeschäden leben wollen, dann verzichten Sie bewusst auf stressbeladene Arbeit und sichern Sie sich damit eine bessere Blutzuckereinstellung und damit auf längere Zeit eine höhere Lebensqualität. Es ist Ihre Wahl!

Diabetes und Sexualität

Ungefähr jeder zweite Mann mit Diabetes ab dem 50. Lebensjahr leidet unter sexuellen Störungen, das ist mehr als doppelt so häufig wie im Bevölkerungsdurchschnitt. Häufig handelt es sich dabei um die erektile Dysfunktion, das heißt, das Glied wird nicht ausreichend oder gar nicht mehr steif, sodass ein Geschlechtsakt nicht möglich wird. Oft leiden Männer auch unter dem Verlust ihrer Libido, des sexuellen Verlangens. Seltener verliert der Penis seine Sensibilität oder es bleibt der Samenerguss aus.
Bei Frauen mit Diabetes ist das Ausmaß sexueller Probleme nur wenig erforscht. Es scheint jedoch, dass bei Frauen mit Diabetes oft das sexuelle Verlangen nachlässt und dass bei ihnen schmerzhafte Entzündungen und trockene Schleimhäute im Genitalbereich den sexuellen Kontakt beeinträchtigen.
Es gibt eine Reihe von Ursachen, die je nach Person unterschiedlich sein können.

Ursache von sexuellen Störungen bei Männern: Die häufigste körperliche Ursache bei Männern mit Diabetes ist eine **autonome Neuropathie**. In Folge der Diabeteserkrankung verlieren die Nerven im Genitalbereich allmählich ihre Funktion, die ausreichend lange und kräftige Versteifung des Penis kommt immer öfter nicht zustande, schließlich ist eine Erektion nicht mehr möglich. Typisch ist ein allmählicher, sich über Jahre erstreckender Verlust der Erektionsfähigkeit des Penis.
Gelegentlich sind **Durchblutungsstörungen** Ursache sexueller Probleme. Auch stark **erhöhte Blutzuckerwerte** können zu Störungen führen.
Bei etwa der Hälfte der Diabetiker mit Impotenz spielen **seelische Probleme** eine Rolle: Sorge um die Gesundheit, Angst um den Arbeitsplatz, beruflicher

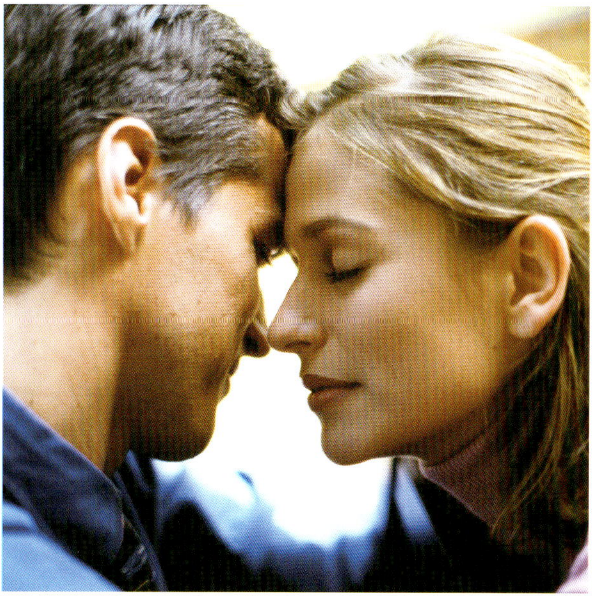

Stress, familiäre Probleme, Depressionen und Angst vor dem sexuellen Versagen. Haben sich Erektionsstörungen nicht langsam schleichend, sondern plötzlich eingestellt oder treten sie nicht immer, sondern nur unter bestimmten Umständen auf, spricht dies mehr für psychische als für körperliche Ursachen.

Erektionsstörungen sind jedoch häufig nicht nur auf organische und/oder psychische Ursachen zurückzuführen, sondern haben **multifaktorielle Ursachen**. Beide Probleme wirken zusammen und können sich gegenseitig verstärken. Wenn es etwa durch den Diabetes einmal zu sexuellem Versagen gekommen ist, entwickeln die Betroffenen Angst vor weiteren sexuellen Kontakten. Die Versagensangst verstärkt dann das vom Diabetes verursachte Problem. Daher sollten, auch wenn organische Ursachen eindeutig nachgewiesen sind, die psychischen nicht übersehen werden.

Psychologische Beratung und Psychotherapie spielen bei sexuellen Störungen eine wichtige Rolle. Es können die seelischen Ursachen (wie Depressionen, Versagensangst) erkannt und erfolgreich psychotherapeutisch behandelt werden und auch die psychischen Folgen für den Betroffenen besprochen und gemildert werden.

Ursache von sexuellen Störungen bei Frauen: Auch Frauen können von diabetesbedingten sexuellen Störungen betroffen sein. Symptome bei Frauen sind

- sexuelle Unlust oder Desinteresse,
- vaginale Trockenheit oder Engegefühl beim Geschlechtsverkehr,
- Schmerzen und Unwohlsein beim Geschlechtsverkehr,
- Schmerzen beim Eindringen,
- Wundgefühl und Reizung nach dem Geschlechtsakt,
- mehr Schwierigkeiten als früher, einen Orgasmus zu erreichen,
- weniger Befriedigung beim Sex als früher.

Die häufigsten Ursachen sexueller Probleme bei Frauen mit Diabetes sind **psychologische Faktoren**, wie Depressionen, die Angst an Attraktivität zu verlieren oder auch Beziehungsprobleme.
Ständig hoher Blutzucker wirkt sich schädigend auf die Nerven aus. Dieses beeinträchtigt den Kreislauf und die vaginale Empfindlichkeit. Die Haut und das Gewebe können austrocknen, was die Gleitfähigkeit im Vaginalbereich beeinträchtigt.

Menschen reagieren unterschiedlich auf Partner, die ihr sexuelles Verhalten ändern. Wird nicht gleich erkannt, dass Diabetes der Auslöser sein kann, entsteht oft Unsicherheit und Verwirrung, nicht selten aber auch Misstrauen. Wichtig ist, dass die Betroffenen über die sexuelle Störung miteinander in ein offenes Gespräch kommen, in dem sie sich auch über ihre dadurch entstehenden Gefühle austauschen und sich darüber klar werden, ob ein diabetisches oder partnerschaftliches Problem besteht.
Sexuelle Störungen bei einem der Partner können auch Ausdruck und Folge einer ernsthaften Krise der Beziehung sein und müssen nicht zwingend mit einem Diabetes in Verbindung stehen. Eheberatung oder Psychotherapie sind in solchen Situationen hilfreich und erforderlich.

Diabetes und Psychologie

Die meisten Menschen haben eine Scheu davor, die Dienste eines Psychologen, Psychotherapeuten oder Psychiaters in Anspruch zu nehmen. Aber gerade der Diabetes erfordert einen gesunden Umgang mit der eigenen Psyche und dazu braucht man professionelle Hilfe.
Diabetes ist eine komplizierte, chronische, lebensbeeinträchtigende und teure Krankheit, die verlangt, dass man sein Leben umstellt. Diabetes ist keine leichte Krankheit, schon deswegen nicht, weil jeder sagt, dass man „gut mit ihr leben kann". Natürlich kann man gut damit leben, aber es ist nicht einfach, und das Leben des Diabetikers und seiner Familie wird beeinträchtigt. Diabetes und seine Folgekrankheiten kosten auch viele Leben.
Der einzige Weg, wie Menschen gut mit Diabetes leben können, ist, dass sie versuchen, alles über den Diabetes zu lernen und trainieren, um sich psychisch selbst stark zu machen – das sind die Bedingungen für ein annähernd „normales" Leben. Man kann dies erreichen, wenn man dabei unterstützt wird, was

aber viele Diabetiker ablehnen. Man braucht „Diabetes-Trainer" und Menschen, die wissen was es heißt, ein ganzes Leben mit Diabetes zu verbringen. Genau das spiegelt aber das Dilemma des Diabetes wider: Ein Mensch mit Diabetes hat mit der BASIS-BOLUS-Insulintherapie die Schlüssel zu seinem Wohlbefinden selbst in der Hand, dennoch kann Diabetes ohne ständige medizinische und psychologische Unterstützung zum Problem werden. Beispiele von Patienten, die leben wie früher, als sie noch keinen Diabetes hatten, die Sport treiben und hier sogar Höchstleistungen vollbringen, die glücklich und im Beruf erfolgreich sind, wirken dann nicht mehr motivierend, sondern frustrierend und verunsichernd. Die Fragen „Warum schaffe ich es nicht?" oder „Wie kann ich das, was für andere scheinbar so einfach ist, auch schaffen?" belasten dann den Patienten.

Diabetes Typ 1 ist heute eine medizinisch gut behandelbare, aber keine heilbare Erkrankung. Unabhängig vom medizinischen Aspekt entstehen daraus fast immer psychosoziale Belastungen.

Psychische Belastungen entstehen oft aus dem Bewusstsein, als Diabetiker krank oder „anders" als andere Menschen zu sein. Man ist krank, weil man ständig behandelt werden oder sich selbst behandeln muss. Auch die oft unbegründete Angst, bestimmte Dinge, die im täglichen Leben wichtig, schön und für das soziale Prestige begehrenswert erscheinen, nicht mehr oder nur noch eingeschränkt erreichen zu können, drückt auf die Seele. Dieses Gefühl, nicht so zu sein wie die anderen, kann sich blockierend auf die Psyche des Diabetikers auswirken.

Psychosoziale Belastungen entstehen aber nicht nur aus den Behandlungsanforderungen, wie den häufigen Blutzuckermessungen und Insulininjektionen, sie können auch auf Stoffwechselentgleisungen oder auf die Angst davor zurückzuführen sein. Die ständig vorhandene Angst vor Folgeerkrankungen belastet zusätzlich. Es kann dabei zu zwanghaften Fehlhandlungen kommen. Es gibt Personen, die aus Angst vor Unterzuckerungen ständig den Blutzucker messen und glauben, korrigieren zu müssen. Trotzdem bemerken sie an sich häufig Hyposymptome wie Schweißausbrüche, Schwindel, Kopfschmerzen oder Herzrasen. Hier haben sich die psychosomatischen Beschwerden aus einer ausgeprägten Angststörung entwickelt. Die Therapie dazu besteht in Entspannungsverfahren, um mit der Lebenssituation gelassener umzugehen, Probleme abzuarbeiten und Angstgefühle von Blutzuckerschwankungen zu unterscheiden.

Diabetes und Depression

Zwischen Diabetes und Depression besteht eine enge Wechselbeziehung. Statistisch gesehen verdoppelt eine anhaltende Depression das Risiko, Diabetes zu entwickeln. Menschen mit Diabetes haben dafür ein erhöhtes Risiko, depressive Symptome zu bekommen.
Depressionen sind bei Diabetikern im Erwachsenenalter drei- bis vierfach häufiger als bei gesunden Personen. Schätzungsweise jeder vierte Mensch mit Diabetes leidet an einer leichten depressiven Störung, etwa jeder zehnte an einer schweren Depression. Dabei gibt es keine Unterschiede in der Häufigkeit zwischen Typ-1- und Typ-2-Diabetikern. Frauen mit Diabetes erkranken deutlich häufiger an Depression als Männer.
► **Es besteht eine erhöhte Depressionsneigung nach der Diagnosestellung „Diabetes", wenn sich erste Folgeerkrankungen eingestellt haben, nach schweren Unterzuckerungen, nach Umstellung von Tabletten auf Insulintherapie.** Insgesamt überwiegen milde Formen der Depression sowie Anpassungsstörungen, die sich als Reaktion auf die Bewältigung der Erkrankungen entwickeln.

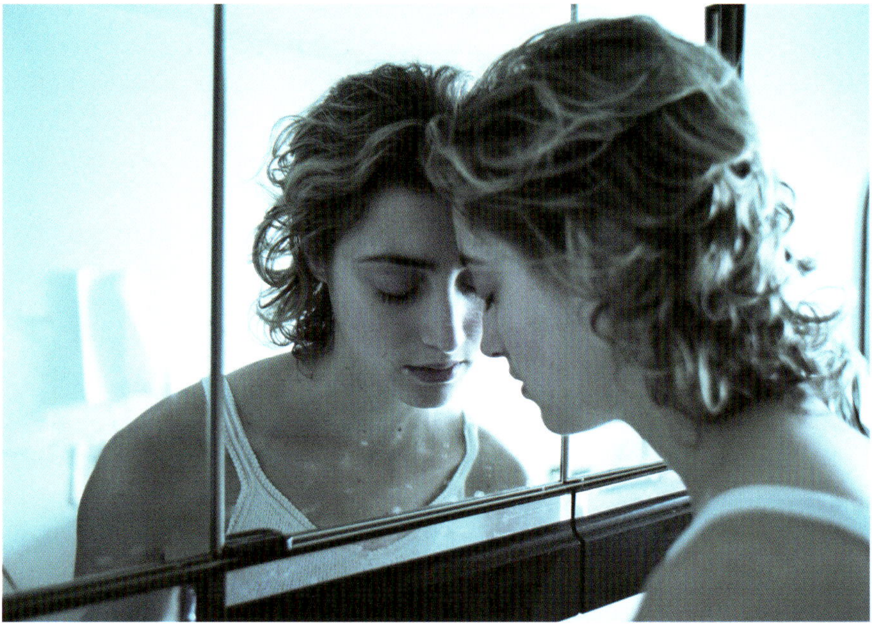

Bei einer Krankheit, sei es auch Krebs oder andere schwere Leiden, besteht die Hoffnung, eines Tages doch wieder gesund zu sein. Diabetes ist eine chronische Krankheit, man weiß, man ist für immer krank. Wie bei allen chronischen Krankheiten können sich beim Diabetes depressive Störungen als Reaktion auf die Belastungen und Einschränkungen durch die Krankheit einstellen. Bei depressiven Patienten sind bestimmte Risikofaktoren für Diabetes wie Rauchen, Übergewicht und zu wenig körperliche Bewegung erhöht. Eine diabetische Depression geht mit biochemischen Veränderungen im Körper einher, die auf den Stoffwechsel wirken. Manch depressiver Patient bildet vermehrt „Stresshormone", bei anderen beobachtet man Störungen des Glukosetransports und erhöhte Blutspiegel von Zytokinen.
Patienten mit Diabetes und einer Depression befolgen in geringerem Umfang die therapeutischen und medizinischen Empfehlungen und weisen eine ungünstigere Stoffwechseleinstellung und einen schlechteren HbA1c auf. Es besteht ein deutlich erhöhtes Risiko für die Entwicklung von Folgekomplikationen und eine geringere Lebenserwartung. Depressionen beeinträchtigen die Lebensqualität und die Therapiezufriedenheit der Betroffenen. Depressive Personen mit Diabetes haben ein erhöhtes Risiko für Einschränkungen im Alltag (zum Beispiel Arbeitsfähigkeit). Das Risiko, an einer Depression zu erkranken, steigt mit der Entwicklung und der Anzahl der diabetischen Folgeschäden an den großen und kleinen Gefäßen. Besonders in den ersten 30 Tagen nach einer schweren Unterzuckerung besteht oft eine verstärkte depressive Symptomatik. Eine Depression erhöht auch das Risiko, Selbstmord zu begehen.

Verstimmung und Depression – der Unterschied: Es ist manchmal für den Arzt schwierig, die Diagnose einer depressiven Episode zu stellen. Nur bei jedem dritten Diabetiker mit Depression wird die Krankheit erkannt und behandelt. Nicht jeder depressive Gemütszustand ist eine echte Depression. Wenn man sagt „Ich hab' totale Depressionen" meint man oft nur eine vorübergehende Niedergeschlagenheit aufgrund eines konkreten Auslösers. Solche Verstimmungen sind völlig normal im Leben. Oft sind sie eine Reaktion auf Verluste, Enttäuschungen und Belastungen.
Erst wenn dieser Zustand aber über Wochen oder Monate anhält und die Symptome zunehmen, spricht man von „Depression" als ernsthafter Erkrankung. Wenn dann noch Aussagen von Freunden und Familienmitgliedern

wie: „Jeder ist mal depressiv" oder „Wenn ich Deinen Diabetes hätte, dann wäre ich auch depressiv" dazu kommen, fällt es dem Diabetiker manchmal schwer, seine Depression offen zuzugeben. Daher wird die Krankheit Depression oft auch von Ärzten und Diabetologen unterschätzt.
Typische depressive Symptome wie Müdigkeit, Antriebslosigkeit, verminderter Appetit oder sexuelle Störungen können Folgen einer Depression, aber auch einer schlechten Blutzuckereinstellung sein. Vor der Diagnose einer behandlungsbedürftigen Depression sollte daher überprüft werden, ob diese Anzeichen nicht Folgen einer diabetischen Stoffwechselentgleisung sind. Andererseits sollte man sich nicht vorschnell mit der Erklärung abfinden, dass die depressiven Symptome nur mit einer schlechten Blutzuckereinstellung zusammenhängen.

Diagnose und Behandlung der Depression: Ein Arzt kann depressive Symptome im eingehenden Gespräch und mit Unterstützung durch fragebogenartige Tests erkennen. Eine Depression besteht mit hoher Wahrscheinlichkeit, wenn er dabei feststellt, dass Sie seit mehr als zwei Wochen an folgenden Symptomen leiden:

- gedrückte Stimmung,
- Verlust an Interesse und/oder Freude bei sonst angenehmen Ereignissen,
- Schwunglosigkeit und/oder bleierne Müdigkeit und/oder innere Unruhe,
- fehlendes Selbstvertrauen und/oder Selbstwertgefühl,
- verminderte Konzentrationsfähigkeit und/oder starke Grübelneigung,
- starke Schuldgefühle und/oder vermehrte Selbstkritik,
- negative Zukunftsperspektiven und/oder Hoffnungslosigkeit,
- hartnäckige Schlafstörungen,
- verminderter Appetit,
- tiefe Verzweiflung und/oder Todesgedanken.

Es gibt eine Wechselbeziehung zwischen Diabetes und Depression: Die konsequente Behandlung einer Depression kann die Stoffwechsellage bei Diabetes bessern und eine optimale Blutzuckereinstellung kann sich positiv auf den Verlauf einer Depression auswirken.
Wegen der psychischen Belastung und der negativen Auswirkungen auf die Blutzuckerwerte sollte eine Depression beim Diabetiker konsequent behandelt werden. Grundsätzlich können die gleichen psychologischen und medikamentösen Verfahren eingesetzt werden wie beim Nichtdiabetiker.

An erster Stelle steht das Gespräch mit dem Psychologen und Psychotherapeuten. Wer über eine Depression sprechen kann, hat damit den ersten Schritt zur Entlastung getan. Je nach Situation kann es darum gehen, über Depression als Verstimmung oder als Krankheit Informationen zu vermitteln, Schuldgefühle zu nehmen und Akzeptanz zu erfahren. Bei der Behandlung der Depression haben sich Verhaltenstherapie, Gesprächstherapie und tiefenpsychologisch fundierte Psychotherapie als effektiv erwiesen.

► **Man muss sich darüber im Klaren sein, dass eine Depression nichts mit persönlicher Schuld oder Versagen zu tun hat. Obwohl man nicht gerne über psychische Probleme spricht, ist es so, dass sie jeden Menschen treffen können.**

Diabetes und Angststörungen

Depression ist beim Diabetes oft mit Angststörungen verbunden. Angst ist eine natürliche und, wie der Schmerz, evolutionär sinnvolle Reaktion auf das Empfinden einer Bedrohung. Angststörungen oder unterschwellige Ängste im Zusammenhang mit der Diabetesbehandlung können die Ursache für eine schlechte Stoffwechseleinstellung sein. Diabetiker mit einer Angststörung sind durch den Diabetes überdurchschnittlich belastet.

Angst ist ein unangenehmes Gefühl, das evolutionär gesehen einen Überlebensvorteil in einer Welt voller Gefahren bietet. Eine adäquate Angstreaktion äußert sich als angemessene Vorsicht in potenziell bedrohlichen Situationen. Treten sie aber täglich unbegründet in einer Vielzahl von Tätigkeiten und Ereignissen auf, spricht man von generalisierten Angststörungen. Über eine dieser Angststörungen, die Angst vor der Spritze, wurde bereits gesprochen.

Angststörungen können sich bis zu Panikattacken mit Kurzatmigkeit, Ohnmachtsgefühl, Herzklopfen, Zittern oder auch die Furcht, verrückt zu werden, steigern oder sich als Phobien mit anhaltenden irrationalen Ängsten (etwa vor Spinnen, leeren Plätzen, großen Höhen usw.) äußern.

Angststörungen sind bei Diabetikern im Allgemeinen nicht häufiger als bei der sonstigen Bevölkerung. Bestehen bei Menschen mit Diabetes Angststörungen, haben sie zumeist einen engen Bezug zur Krankheit.

- **Angst vor Unterzuckerung:** Die übermäßige Angst vor möglichen zukünftigen Unterzuckerungen kann zu irrationalem Verhalten führen. Um nur ja nicht in den Hypo zu kommen, werden meist deutlich überhöhte

Blutzuckerwerte in Kauf genommen. So ist der Schaden dieser Taktik auf Dauer größer als der Nutzen.

- **Angst vor Folgeschäden:** Übermäßige Ängste und Sorgen über mögliche Spätfolgen und Komplikationen des Diabetes können mit einer generalisierten Angststörung verbunden sein.
- **Soziale Angst:** Die Angst vor negativer Bewertung durch andere wegen des Diabetes kann die Diabetesbehandlung verschlechtern. Die soziale Phobie besteht zum Beispiel in der Angst, in der Öffentlichkeit als Diabetiker durch Blutzuckermessen und Insulinspritzen unangenehm aufzufallen. Der Verzicht auf die notwendigen Maßnahmen kann gesundheitlich negative Folgen haben.

Behandlung von Angststörungen: Die Verhaltenstherapie ist eine zielführende und effektive Methode, Ängste zu behandeln. Das zentrale Element der Verhaltenstherapie ist das Verstehen der die Angststörung auslösenden und aufrechterhaltenden Bedingungen. Der Teufelskreis der Angst (Angstspirale) soll unterbrochen werden. Der negative Kreislauf, in dem sich Situation, Körperwahrnehmung, Gedanken und Gefühle bis zur Panik aufschaukeln, wurde in der Entstehung der Angststörung vom Patienten gelernt (konditioniert). Ziel ist es, diese negative Konditionierung wieder zu „verlernen". Dies kann erreicht durch

- **Konfrontation:** Ängste werden sehr oft über Vermeidungsverhalten aufrechterhalten. Das heißt, Angst auslösende Situationen (zum Beispiel das Betreten eines Kaufhauses) werden gemieden. Dies verstärkt die Angst. Es ist notwendig, sich schrittweise wieder den gefürchteten Situationen und Objekten zu nähern.
- **Kognitive Techniken:** Vermittlung von Strategien, die helfen sollen, Angstgedanken durch realitätsgerechte Gedanken zu ersetzen.
- **Entspannungsverfahren:** Angst führt zu körperlicher und psychischer Anspannung. Diese Anspannung begünstigt wiederum die Angst. Durch Entspannungsverfahren wird die Angstreaktion gemildert, denn Angst und Entspannung schließen sich gegenseitig aus.

Der Leidensdruck der Betroffenen ist bei Angsterkrankungen hoch. In vielen Fällen ist es sinnvoll, Verhaltenstherapie mit medikamentöser Therapie zu kombinieren.

Diabetes – körperlich

Diabetiker und Arzt

Bewegung, vernünftige Ernährung, kein Nikotin, mäßig Alkohol und ein gesunder Lebensstil sind für einen Diabetes-Patienten entscheidend. Ebenso wichtig ist eine gute ärztliche Behandlung. Dadurch lässt sich das Risiko für diabetische Spätfolgen erheblich reduzieren. Es wäre wünschenswert wenn jeder Diabetiker einen Arzt mit einer diabetologischen Zusatzausbildung hätte. Bei der Suche nach einem Diabetologen helfen

- **Internet:** viele Ärzte haben inzwischen eine Homepage, auf der sie auch ihre Zusatzausbildungen erwähnen;
- **Krankenkassen:** sie können darüber Auskunft geben, wo sich in Wohnortnähe ein Arzt mit diabetologischer Zusatzausbildung befindet;
- **Selbsthilfegruppen:** Telefonnummern der örtlichen Diabetes-Selbsthilfegruppen stehen im Telefonbuch.

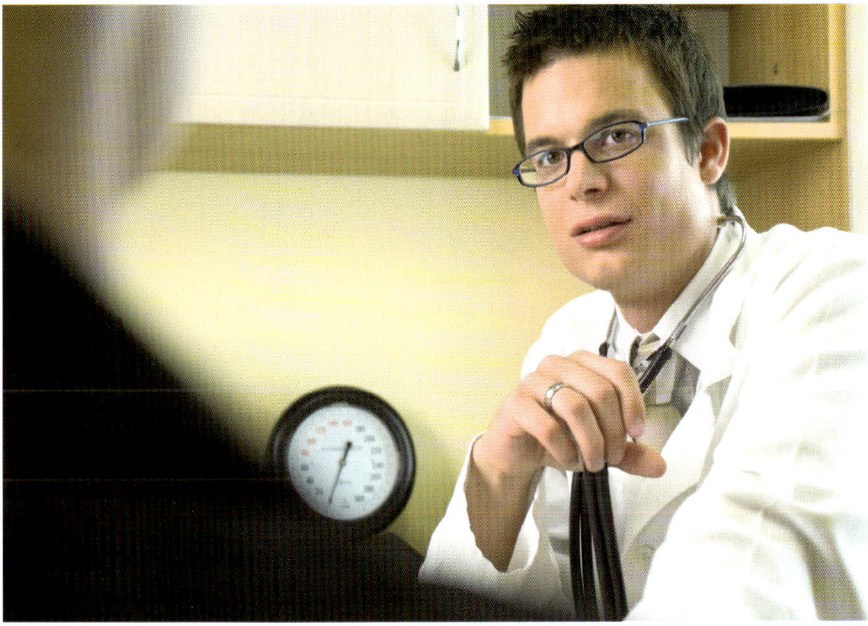

Es gibt eine Reihe von Kriterien, an denen der Patient erkennen kann, ob er bei seinem Arzt gut aufgehoben ist. Ein Arzt, der Diabetes ernst nimmt,

- misst neben dem aktuellen Blutzuckerwert mindestens alle drei Monate den HbA1c-Wert und das Gewicht,
- untersucht den Urin alle sechs Monate auf Eiweiß (Albumin) zur Feststellung von Nierenschäden bereits im Frühstadium,
- kontrolliert die Füße des Diabetespatienten regelmäßig auf verdächtige Hautveränderungen,
- misst bei seinem Patienten den Blutdruck und versucht diesen im Zielbereich zu halten,
- kontrolliert durch Tasten den Gefäßstatus der Füße (pulsierende Gefäße),
- überweist seinen Patienten einmal im Jahr zu einem Augenarzt,
- macht klar, dass man durch Änderung des Lebensstils die Zuckerkrankheit beeinflussen kann und organisiert die Teilnahme an Schulungen.

Einmal im Jahr sollten kontrolliert werden:

- Blutfette (Cholesterin, Triglyzeride u.a.),
- „Nierenwerte“ (Kreatinin und Harnstoff) und Salze (Natrium und Kalium) im Blut,
- Urin zur Bestimmung der Eiweißausscheidung (Albuminurie),
- Augenhintergrunduntersuchung beim Augenarzt,
- Untersuchung der Nervenfunktion,
- Fußuntersuchung, Vibrationssinn und Fußpulse,
- EKG,
- Bewegungsgewohnheiten.

Regelmäßige Selbstkontrolle von Blutzucker, Azeton, Blutdruck, Gewicht, Füßen sind ein wesentlicher Teil der Therapie, weil:

- damit die Wirksamkeit der derzeitigen Behandlung überprüft werden kann,
- man so einen Überblick über seine momentane Stoffwechsellage bekommt,
- Selbständigkeit, Sicherheit und Unabhängigkeit im Alltag erreicht wird,
- man rechtzeitig auf Akutkomplikationen wie Unter- oder Überzuckerung reagieren kann,
- Spätfolgen weitgehende vermieden werden können (Krankenstände und Krankenhausaufenthalte werden seltener),
- sich dadurch Lebensqualität und Lebenserwartung verbessern.

Diabetes und Krankheit – was tun?

Jeder Mensch kommt ständig mit Bakterien, Viren oder Pilzen in Kontakt. Ob sie uns krank machen oder nicht, hängt davon ab, wie gut unser Immunsystem funktioniert. Bei Menschen mit Diabetes kann das Immunsystem geschwächt sein.

Menschen mit Diabetes bekommen häufiger Infekte und erkranken öfter an Infektionskrankheiten wie Bronchitis, Lungenentzündung oder Hautinfektionen. Blasenentzündungen sind bei Frauen mit Typ-1-Diabetes häufiger. Diabetiker erkrankten aber nicht nur öfter, Infektionen klingen bei ihnen auch langsamer ab und sie bekommen häufiger Rückfälle.

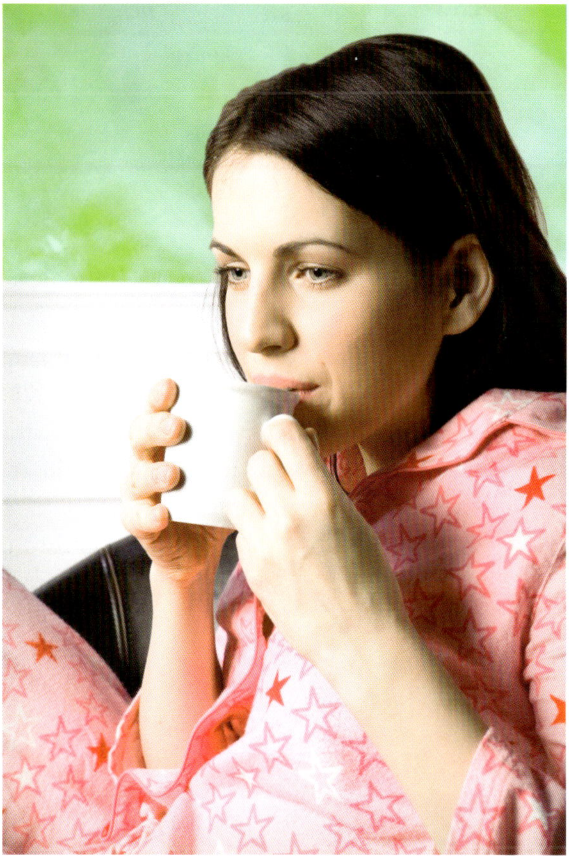

Eine echte Grippe kann für Diabetiker lebensbedrohend sein. Für diesen Fall müssen Vorsichtsmaßnahmen getroffen werden, um Stoffwechselentgleisungen vorzubeugen. Auch die oft beim Diabetiker vorkommenden Herz- und Kreislauf-Erkrankungen erhöhen das Risiko für Komplikationen im Falle einer Grippe-Erkrankung. Diabetiker müssen bei Grippe öfters ins Spital und weisen hier auch eine höhere Sterblichkeit auf im Vergleich zu Nicht-Diabetikern.

Krankheit ohne Fieber: Erhöhen Sie das zum Essen gespritzte Bolusinsulin um zehn Prozent. Kontrollieren Sie Ihren Blutzucker, um sicherzustellen, dass diese Dosis ausreicht. Wenn das nicht wirkt, erhöhen Sie die Insulindosis nochmals um zehn Prozent. Trinken Sie viel und messen Sie regelmäßig Ihr Azeton.

Krankheit mit Fieber: Messen Sie Ihren Blutzucker häufiger als üblich, um die Insulindosis in Zehn-Prozent-Schritten stets entsprechend anzupassen. Bei Fieber kann der Insulinbedarf dramatisch ansteigen. Messen Sie häufiger Ihren Blutzucker. Überprüfen Sie bei erhöhtem Blutzucker auch Ihren Urin auf Azeton. Fällt dieser Test positiv aus, erhöhen Sie die Insulindosis. Versuchen Sie, Ihren Kostplan weitgehend einzuhalten. Lassen Sie niemals Ihr Basis-Insulin ganz weg, auch wenn Sie nichts essen können. Schreiben Sie auf,

- wann und wie viel Sie gespritzt haben,
- den Blutzuckerwert und die Uhrzeit,
- alle Mahlzeiten mit Mengenangabe und Uhrzeit.

Verständigen Sie Ihren Arzt und lassen Sie Ihre Erkrankung behandeln.

Erbrechen und Durchfall: Bei Erbrechen und Durchfall kann es durch die mangelnde Nahrungsaufnahme zu Unterzuckerungen kommen. Sie können gesüßten Tee trinken oder Traubenzuckerplättchen zu sich nehmen. Bei akuten Erkrankungen im Magen- und Darm-Bereich ersetzen sie Ihre erforderlichen Kohlenhydratmengen durch leichter verdauliche Nahrungsmittel, zum Beispiel Brot durch Zwieback, Haferflocken oder Grieß. Wenn Sie bereits Ihr Bolus-Insulin gespritzt haben und dann Ihre Mahlzeit erbrechen, besteht Hypogefahr. Sie müssen die nötigen Kohlenhydrate in Ihren Körper bekommen, sei es durch gesüßten Tee oder Traubenzucker! Passen Sie kurzfristig Ihre Gesamt-Insulindosis (Basis- und Bolus-Insulin) an.

Bei Erbrechen ist es ratsam, zunächst abzuwarten, ob Sie die Nahrung behalten können. Erst dann sollten Sie Ihre Insulindosis spritzen. Trinken Sie reichlich, um den Flüssigkeitshaushalt aufrecht zu erhalten. Bei länger andauerndem Erbrechen und Durchfällen werden dem Körper in kurzer Zeit große Mengen an Flüssigkeit und Salzen entzogen. Außerdem werden mit der Nahrung aufgenommene Kohlenhydrate nur teilweise oder gar nicht ausgenutzt. Bei niedrigem Blutzucker trinken Sie in kleinen Schlucken Kräutertee oder dünnen schwarzen Tee, den Sie mit Zucker gesüßt haben. Essen Sie kleine, leicht bekömmliche Mahlzeiten, um den Bedarf an Kohlenhydraten zu decken.

Bei Durchfällen sind stopfende Nahrungsmittel wie geriebener Apfel oder eine zerdrückte Banane ratsam. Meiden Sie dagegen fettreiche Lebensmittel und schwer verdauliche Speisen. Wenn die Durchfälle nachlassen, können Sie je nach Verträglichkeit auf eine leicht bekömmliche Kost umstellen.

Geeignete Getränke bei Krankheit: Empfohlen werden alle Kräuter- und Früchtetees. Schwarzen Tee sollten Sie verdünnen, denn das in ihm enthaltene Tein (verwandt mit Koffein) ist harntreibend und würde die Ausscheidung und damit den Flüssigkeitsverlust verstärken. Mineralwasser und fettarme Bouillon gleichen den durch starkes Schwitzen oder Durchfall gestörten Salzhaushalt des Körpers aus. Bohnenkaffee und alkoholische Getränke belasten den Kreislauf zusätzlich und sind bei Fieber nicht zu empfehlen.
Fruchtsäfte, Frischobst, Kompottobst sowie Fruchtquarkspeisen oder andere Milchprodukte werden bei Fieber häufig als erfrischende und angenehme Mahlzeiten empfunden, sind aber reich an Kohlenhydraten und nur in Maßen zu empfehlen.

Geplante Aufenthalte im Krankenhaus können gut vorbereitet werden: Informieren Sie das Krankenhaus darüber, dass Sie Diabetes haben und klären Sie im Vorfeld mit den behandelnden Ärzten und dem Pflegepersonal ab, wie Sie selbst Ihren Diabetes behandeln und welche Maßnahmen von Seiten des Krankenhauses ergriffen werden sollen. Nehmen Sie alles in die Klinik mit, was über Ihre körperliche Verfassung Auskunft gibt und was Sie für Ihre Diabetesbehandlung brauchen.

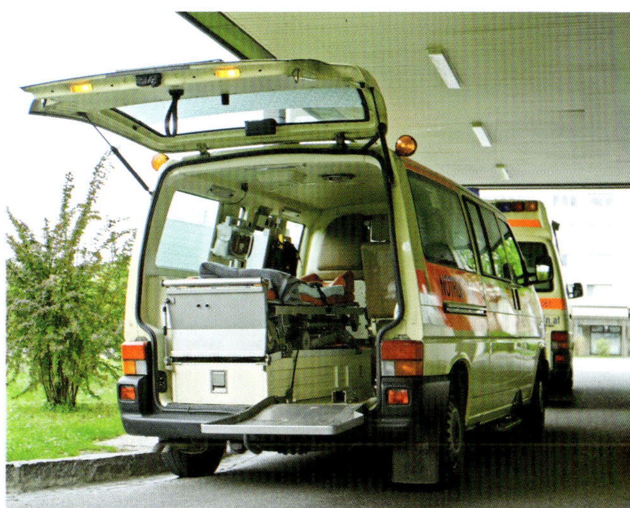

Notfall: Werden Sie als Notfallpatient eingeliefert, dann erfahren Sie eine für diese Situation übliche Diabetesbehandlung. Im Vordergrund steht zunächst die Erkrankung, die den Notfall ausgelöst hat. Für den Fall, dass Sie ohne Bewusstsein eingeliefert werden, sollten sich Hinweise auf Ihren Diabetes deutlich sichtbar an Ihrem Körper (Anhänger um den Hals) oder in Ihrer Brieftasche befinden.
Wenn Sie sich einer Operation unterziehen müssen, achten Sie darauf, dass ein Facharzt für Ihre Diabetesüberwachung zuständig ist. Fühlen Sie sich trotzdem

unsicher und nicht angemessen behandelt, sprechen Sie mit dem leitenden Arzt darüber. Erzielt auch dies kein für Sie zufriedenstellendes Ergebnis, sollten Sie für die Operation eine andere Klinik in Betracht ziehen.

Zahnerkrankungen: Diabetiker leiden häufiger unter Zahnproblemen als andere Menschen. Vor allem Entzündungen des Zahnfleisches und des Zahnbettes (Parodontose, Parodontopathie) kommen bei Diabetikern dreimal so häufig vor wie bei Gesunden. Auch Karies tritt gehäuft auf. Besonderes Augenmerk ist in diesem Zusammenhang auf die BASIS-BOLUS-Insulintherapie zu richten, die es dem Diabetiker vermehrt ermöglicht, „normale" zuckerhaltige Nahrungsmittel zu konsumieren, ohne die herkömmliche zuckerfreie Diät einhalten zu müssen. Lassen Sie Ihre Zähne daher regelmäßig untersuchen und beugen Sie Entzündungen des Zahnfleisches vor.

Diabetes und Alkohol

Alkohol ist ein Bestandteil der abendländischen Ess- und Trinkkultur. Er hat positive und negative Auswirkungen. Ein Glas in Ehren hat noch keinem Diabetiker geschadet. Ganz im Gegenteil: Mäßiger Alkoholkonsum, besonders von Rotwein wegen seines Gehalts an Flavonoiden, verringert bei Diabetikern und Gesunden das Risiko von Gefäßerkrankungen. Allerdings ist Alkohol auch ein Zellgift, das jene Organe des Körpers angreift, die möglicherweise schon durch einen Diabetes vorgeschädigt sind.

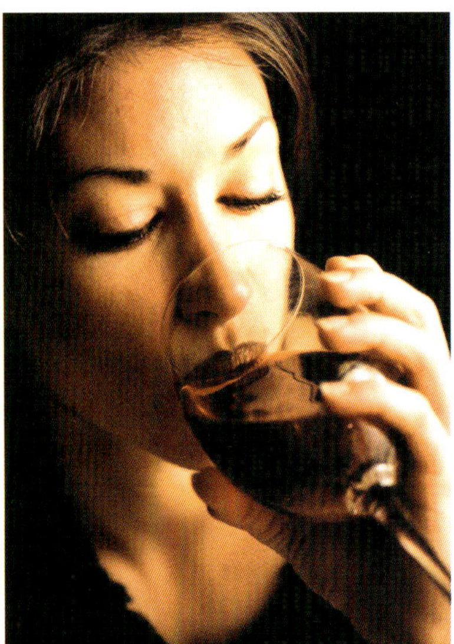

Diabetiker, deren Leber nach einem Übermaß an Alkohol mit der Entgiftung beschäftigt ist, sind in dieser Zeit der Gefahr einer Unterzuckerung ausgesetzt. Normalerweise setzt bei zu wenig Zucker im Blut die Leber Zucker aus ihrem Speicher frei. Alkohol hemmt diesen Prozess, dadurch sinkt der Blutzucker. Je mehr Alkohol ein Diabetiker trinkt, desto stärker und länger ist dieser Prozess gehemmt. Ab einem Blutalkoholspiegel von 0,45 Promille ist die Zuckerfreisetzung gestört. Wie stark der Alkohol den Blutzuckerspiegel senkt, ist jedoch nicht berechenbar. Blutzuckersenkende Medikamente oder Insulin lassen den Blutzucker noch weiter sinken. Es kommt zu einer Unterzuckerung, meist vier bis sechs Stunden nach dem Alkoholkonsum. Fällt dieser Hypo in die Schlafphase, kann dies lebensbedrohlich werden.

Übergewicht: Ein Gramm Alkohol hat fast genauso viele Kilokalorien wie ein Gramm Fett. Daher sollten Diabetiker Alkohol nur mit Vorsicht genießen. Übergewicht senkt die Insulinempfindlichkeit der Zellen und steigert den Insulinbedarf des Körpers. Jedes Kilo weniger lässt die Körperzellen besser auf Insulin ansprechen.

Nervensystem: Alkohol und Diabetes sind die Hauptursachen für Schädigungen der Nervenbahnen (periphere Polyneuropathie). Etwa 20 bis 40 Prozent aller Polyneuropathien werden durch Alkoholkonsum verursacht. Auch Diabetes führt häufig zu dieser Nervenschädigung. 25 Jahre nach der Manifestation des Diabetes leidet jeder zweite Typ-1-Diabetiker daran. Die Schädigung betrifft meist die Nervenbahnen der Beine und Füße und verursacht häufig ein diabetisches Fußsyndrom. Im Zusammenspiel schädigen Alkohol und Diabetes die Nervenbahnen in doppelter Weise.

Impotenz: Alkohol beeinflusst auch die Potenz. Auch Diabetes kann über Gefäß- und Nervenschädigungen zur Impotenz führen. Diabetiker, die an sexuellen Störungen leiden, sollten Alkohol nur sehr mäßig konsumieren.

Herz und Kreislauf: Alkohol greift in gewissem Maße die Herzmuskelzellen an, die Folge ist eine Herzmuskelschwäche (Kardiomyopathie). Diabetes führt oft zu einer Herzkranzgefäßverengung, zur koronaren Herzkrankheit und durch Schädigung der Herznerven zu Herzfrequenzstarre und Kreislaufregulationsstörungen.

Bauchspeicheldrüse: Die Bauchspeicheldrüse reagiert empfindlich auf Alkohol. Er ist eine der Hauptursachen für eine lebensbedrohliche Entzündung des Organs (Pankreatitis). Diabetikern, die aufgrund einer Pankreatitis insulinpflichtig wurden, ist zu besonderer Vorsicht zu raten. Nachdem die Bauchspeicheldrüse wichtige Verdauungssäfte herstellt, führt eine Schädigung zu schwerwiegenden Verdauungsstörungen und zu möglichen Mangelerscheinungen (Vitamine etc.).

Leber: Bei übergewichtigen Diabetikern führen Alkohol und eine Verfettung der Leber zum Vernarben und zu einem Funktionsverlust der Leber, zur „Fettleber-Zirrhose". Viele Medikamente werden über die Leber ausgeschieden. Ist die Leber nicht mehr funktionsfähig, reichern sich Medikamente im Körper an und verursachen unerwünschte Wirkungen. Umgekehrt werden manche Medikamente durch den Alkoholabbau schneller ausgeschieden und erzielen nicht mehr die erwünschte Wirkung.

Tipps für den Umgang mit Alkohol: Diabetiker dürfen Alkohol trinken, sollten aber einige Regeln beachten.

- Angemessen trinken.
- Zu jedem Glas Alkohol Kohlenhydrate essen.
- Versuchen Sie Erfahrungen zu sammeln, wie Ihr Blutzucker auf Alkohol reagiert. Es kann sein, dass zu einem guten Essen mit Alkohol das Bolusinsulin erst nach dem Essen gespritzt werden soll.
- Trinken Sie Alkohol nur mäßig. Zu viel Alkohol führt zu Störungen des Fettstoffwechsels, Bluthochdruck, Erhöhung der Harnsäure und Übergewicht.
- Kein Alkohol, wenn Sie schwanger sind, unter einer diabetischen Nervenschädigung (Polyneuropathie) leiden oder Probleme mit Leber oder Bauchspeicheldrüse haben.
- Alkoholische Getränke können eine Mahlzeit nicht ersetzen (auch wenn sie viele Kohlenhydrate enthalten).
- Achten Sie auf andere Faktoren, die zum Alkohol den Blutzuckerspiegel zusätzlich senken, zum Beispiel Sport, Tanzen (Muskelarbeit) oder längere Zeit ohne Nahrungsaufnahme.
- Passen Sie Ihre Insulindosis nicht dem Kohlenhydratgehalt des jeweiligen alkoholischen Getränks an. Durch die Kohlenhydrate steigt zwar der Blutzucker zunächst, sinkt aber durch die gestörte Zuckerfreisetzung aus der Leber.
- Spritzen Sie nach dem Trinken von Alkohol kein zusätzliches Insulin. Dies fördert das Risiko einer Unterzuckerung.
- Trinken Sie keine größeren Mengen Liköre und Süßweine. Sie enthalten viel Zucker und erhöhen den Blutzucker sehr schnell. Gleiches gilt für alkoholfreie Biere. Sie enthalten zwar kaum Alkohol, aber viel Malzzucker und somit ungünstige Kohlenhydrate.

- Wenn Sie Alkohol trinken, informieren Sie Ihre Begleitpersonen, dass Sie Diabetiker sind. Sollten Sie aufgrund einer Unterzuckerung bewusstlos werden, können diese schneller handeln und besser Hilfe leisten.
- Trinken Sie niemals so viel, dass Sie die Selbstkontrolle verlieren. Sie sollten jederzeit in der Lage sein, Ihren Blutzucker selbst zu messen.
- Während Sie Alkohol trinken und auch am nächsten Tag, kontrollieren Sie Ihren Blutzucker häufiger. So lässt sich eine Unterzuckerung frühzeitig erkennen.
- Verzichten Sie auf Alkohol, wenn Sie mit dem Auto fahren müssen (gilt auch für Nicht-Diabetiker).
- Gehen Sie nach Alkoholgenuss nicht mit Blutzuckerwerten unter 150 mg/dl ins Bett. Der Blutzuckerabfall kann bis zu zwölf Stunden später eintreten. Möglicherweise bemerken Sie die Unterzuckerung nicht, wenn Sie fest schlafen. Essen Sie vor dem Einschlafen eventuell Kohlenhydrate, die den Blutzucker langsam erhöhen, zum Beispiel Getreideprodukte oder Kartoffeln.

An Diabetes erkrankte Männer sollten pro Tag nicht mehr als 40 g, Frauen nicht mehr als 20 g Alkohol zu sich nehmen. Bis zu 10 g sind enthalten in:
20 ml Branntwein, das ist ein Glas mit 2 cl,
100 ml Wein, das ist ein kleines Glas,
100 ml Sekt, das ist ein Sektglas,
200 ml Bier, das ist ein Glas mit 0,2 l,
200 ml Apfelwein, das ist ein Glas mit 0,2 l.
In diesen Mengen enthält jedes dieser Getränke 100 bis 150 Kilokalorien.

► **Halten Sie sich immer an die Zwei-Gläser-Regel: Bei zwei Gläsern Wein oder Bier besteht kein Risiko eines Hypo (und man bleibt unter 0,5 Promille!).**

Diabetes und Rauchen

Das Gesundheitsrisiko beim Zigarettenrauchen ist in der Bevölkerung bekannt. Jeder zweite Raucher stirbt vorzeitig an den Folgen seiner Sucht. Bei Patienten, die an Diabetes leiden, verursacht Rauchen eine deutliche Erhöhung des Risikos für Gefäßerkrankungen. Das betrifft die größeren Gefäße, wie die Herzkranzgefäße, als auch die kleinsten, welche zu Veränderungen wie Neuropathie und den diabetischen Fuß führen. ► **Rauchen kann die Wirkung von Insulin verschlechtern.**

Das bewirkt Rauchen beim Diabetiker:

- Rauchen ist für die Entwicklung diabetischer Folgeerkrankungen ein zusätzlicher Risikofaktor. Herz-Kreislauf Erkrankungen, Schlaganfall, Nervenerkrankungen an Beinen und Füßen, Durchblutungsstörungen, Fußprobleme, Nierenerkrankungen und bei Männern Erektionsstörungen treten bei rauchenden Diabetikern häufiger auf.
- Rauchen führt zur Verkürzung der Lebenszeit.
- Es kommt es zu einer Erhöhung der Fettwerte im Blut, zu einer Änderung der Fettzusammensetzung und zu einer Erhöhung der Insulinresistenz.
- Bei Typ-1-Diabetikern ist Rauchen ein Risikofaktor für erhöhte Eiweißverluste über die Niere und die Schädigung des Augenhintergrundes.
- Bei Rauchern mit Diabetes ist das Risiko für eine Neuropathie erhöht.
- Die Beendigung des Zigarettenrauchens bringt mehr gesundheitliche Vorteile für den Diabetiker als alle anderen Maßnahmen mit Ausnahme des Spritzens von Insulin.

Eine Beendigung des Rauchens ist einer der wichtigsten Aspekte in der Therapie des rauchenden Diabetikers. Das Sterberisiko ist bei starken diabetischen Rauchern doppelt so hoch wie bei Nichtrauchern. Bei ehemaligen Rauchern fällt es kontinuierlich ab und erreicht nach zehn Jahren den Risikospiegel eines Nichtrauchers. Trotzdem gibt es Hinweise dafür, dass unter Diabetikern häufiger Raucher zu finden sind als unter Nichtdiabetikern. Es wurde sogar nachgewiesen, dass bei vielen Betroffenen mit Fortdauer des Diabetes keine Verringerung des Zigarettenkonsums festzustellen war! Eine Erklärung dafür wäre, dass Zigaretten für den Diabetiker das einzige selbst bestimmbare Genussmittel darstellen. Seine Nahrungsmittelaufnahme ist eingeschränkt, zum Sex braucht man einen vorhandenen und einfühlsamen Partner, nur die Zigarette steht allein unter der Verfügungsgewalt des Diabetikers und hat, anders als der Blutzucker, keine sofort sichtbaren Auswirkungen.

Diabetes und illegale Drogen

Es gibt viele illegale Drogen am Markt: Uppers, Downers, Ecstasy, Haschisch, Marihuana, Speed, bis hin zu den harten Drogen Heroin und Kokain. Doch abgesehen davon, dass diese Drogen illegal sind, gibt es gute gesundheitliche Gründe, warum Diabetiker die Finger davon lassen sollten.

- **Drogen schwächen das Urteilsvermögen:** Illegale Drogen beeinträchtigen die Wahrnehmungsfähigkeit. In diesem Zustand spürt man erste Anzeichen von Unterzucker nicht und übersieht leicht den Zeitpunkt, um notwendige Gegenmaßnahmen zu ergreifen. Diese Passivität kann dazu führen, dass man in ein hypoglykämisches Koma fallen kann, das im schlimmsten Fall tödlich endet. Verstärkt wird diese Gefahr noch, wenn zu den Drogen Alkohol getrunken wird.
- **Drogen verursachen Kontrollverlust:** Ist man „high", kann es beim Blutzuckermessen oder beim Spritzen passieren, dass man einen Blutzuckerwert nicht richtig einschätzt, den Kohlenhydratgehalt von Drinks oder Essen falsch bestimmt und dann das Insulin unter- oder überdosiert.
- **Drogen sind unberechenbar:** Die genaue Wirkung von Drogen auf den Körper ist selbst bei Gesunden nicht immer genau vorherzusagen. Bei in der Disco verkauften Drogen (Designerdrogen und synthetischen Drogen) wie Ecstasy ist die genaue chemische Zusammensetzung oft unbekannt oder die Rezeptur verfälscht. Es ist damit unklar, welche Auswirkungen die einzelnen Bestandteile haben können. Neben generell schädlichen Wirkungen sind solche auf den Stoffwechsel nicht vorhersehbar.
- **Drogen belasten den Körper:** Der Körper des Diabetikers ist durch seine Krankheit bereits belastet, weitere Belastungen sollten vermieden werden.

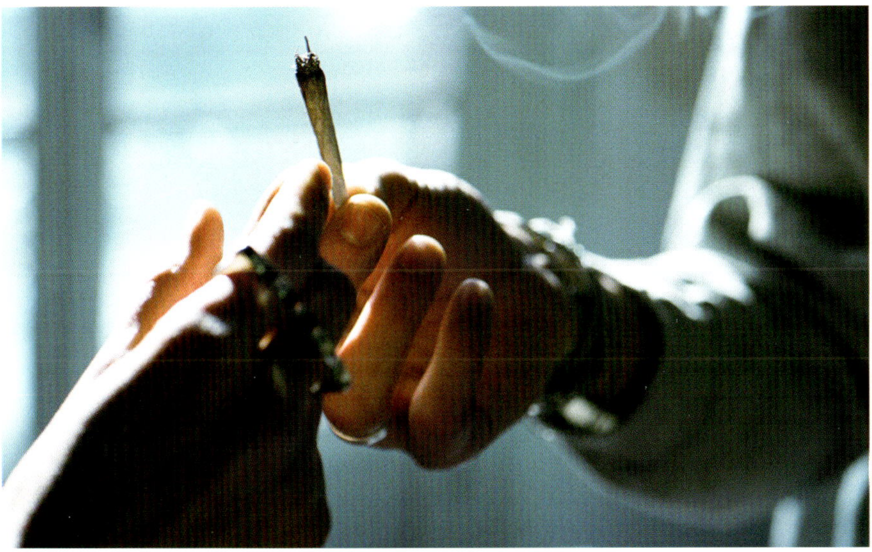

Alle Substanzen, die auf Herz und Kreislauf wirken und die Blutgefäße verengen, dazu gehören neben Nikotin auch Kokain, Speed, Crystal und Ecstacy, sind besonders für Diabetiker mit einem hohen gesundheitlichen Risiko verbunden, da sie die Langzeitfolgen des Diabetes verstärken können. Durchblutungsstörungen in den Extremitäten werden verstärkt, bereits vorgeschädigte Blutgefäße werden durch die starke Kreislaufbelastung zusätzlich geschädigt. Dadurch erhöht sich die durch den Diabetes latent vorhandene Gefahr von Nerven- und Gefäßschädigungen. Unter dem Einfluss von Herz und Kreislauf stark belastenden Drogen sinkt der Blutzuckerspiegel schneller als sonst, dies kann bei Diabetikern plötzliche starke Unterzuckerung bis zum Koma hervorrufen.

Drogen, die über Leber und Niere ausgeschieden werden, können Diabetiker, bei denen sich bereits Schädigungen durch den Diabetes entwickelt haben, Probleme bereiten. Leber und Niere können Drogen nicht vollständig oder nicht schnell genug abbauen und ausscheiden. Es wird Cannabisprodukten (Haschisch) oft nachgesagt, den Blutzuckerspiegel senken zu können. Eine billige Ausrede für Diabetiker zum Drogengebrauch! Ob diese Senkung wirklich stattfindet und ob sie überhaupt relevant ist, konnte bis jetzt jedenfalls medizinisch nicht eindeutig geklärt werden.
Der Konsum von Aufputschmitteln („Uppers") führt zur vermehrten Flüssigkeitsausscheidung durch starkes Schwitzen und erhöhtem Harndrang. Da Diabetiker auf ihren Flüssigkeitshaushalt achten müssen, kann Flüssigkeitsmangel den Kreislauf zusätzlich beeinträchtigen.

Sollten Sie dennoch glauben, nicht ohne Drogen auszukommen, hier einige Tipps wie man damit als Diabetiker besser umgeht:

- Drogen sollten nach Möglichkeit vor dem Konsum einer Mahlzeit eingenommen werden, die reich an langsam verdaubaren Kohlenhydraten ist.
- Den Blutzuckertest sollten Sie möglichst immer dabei haben und zwischendurch den Zuckerwert kontrollieren.
- Beim Konsum von Aufputschmitteln sollten Sie viel trinken, um den Flüssigkeitshaushalt abzusichern.
- Ein Freund sollte beim Drogenkonsum möglichst dabei und über Notfallmaßnahmen informiert sein.

NPH-Insuline	Verzögerungsinsulin mit dem Verzögerungsstoff Protamin (NPH = Neutrales Protamin Hagedorn).
Pankreas	Bauchspeicheldrüse. Produziert den Verdauungssaft, der in den Darm abgegeben wird, zur Aufspaltung von Kohlenhydraten, Fett und Eiweiß und die Hormone Insulin und Glukagon, die in das Blut abgegeben werden.
Pankreas-Transplantation	Bisher nur in Einzelfällen durchgeführte Übertragung des Organs, meist im Zusammenhang mit einer notwendig gewordenen Nierentransplantation. Die körpereigene Bauchspeicheldrüse verbleibt bei der Operation im Körper, das neue Organ wird zusätzlich eingepflanzt.
Pen	(Engl.) Füllfederhalter. In der Diabetestherapie eine Injektionshilfe für das Insulin, die äußerlich einem Füller ähnlich sieht. Ähnlich wie beim Füller die Tinte, befindet sich das Insulin in Patronen, braucht daher nicht wie bei Spritzen aufgezogen zu werden.
Postprandialer Blutzucker	Blutzuckerspiegel nach dem Essen.
Präprandialer Blutzucker	Blutzuckerspiegel vor dem Essen.
Remissionsphase	Beim Typ-1-Diabetes eine Zeitspanne, die kurz nach der Entdeckung des Diabetes einsetzt und Wochen bis Monate dauern kann. Vorübergehend geht der Insulinbedarf massiv zurück. In dieser Zeit („Honeymoon") wird der Blutzucker noch durch die körpereigene Insulinproduktion abgefangen.
Retinopathie (diabetische)	Netzhauterkrankung des Auges. Die diabetische Retinopathie gilt als Folgeerkrankung und wird auf eine unzureichende Stoffwechseleinstellung zurückgeführt.
Rinder-Insulin	Insulin, aus Rinderpankreas von Schlachttieren.
Schweine-Insulin	Insulin aus dem Pankreas von geschlachteten Schweinen.
Selbstkontrolle	Vom Patienten selbst durchgeführte Blut-, Azeton- und Harnzucker-Kontrollen zur Überwachung der Diabetes-Therapie mit dem Ziel einer optimalen Stoffwechseleinstellung.
Spritz-Ess-Abstand	Ist die Zeit, die zwischen Insulininjektion und Nahrungsaufnahme eingehalten werden sollte, um das Einsetzen der Insulinwirkung mit dem postprandialen Blutzuckeranstieg zeitlich zu koordinieren, damit der Blutzucker im Normbereich bleibt. In der Pumpentherapie spricht man von Bolus-Ess-Abstand.
Subkutan	Unter die Haut. Diabetiker spritzen ihr Insulin subkutan in das Unterhautfettgewebe.
Sulfonylharnstoff	Wirkstoff, der in Tablettenform zur Behandlung des Typ-2-Diabetes eingesetzt wird.

Typ-1-Diabetes	Aufgrund eines Defekts in der körpereigenen Immunabwehr kommt es zur weitgehenden Zerstörung der Beta-Zellen des Pankreas. Erst durch die Injektion von Insulin lässt sich die Krankheit behandeln und eine im Endeffekt tödliche Stoffwechselentgleisung verhindern. Früher auch „Jugend-Diabetes“ genannt, weil die Krankheit in den meisten Fällen in den frühen Lebensjahren ausbricht.
Typ-2-Diabetes	Mit 90 Prozent die häufigste aller Diabetes-mellitus-Formen. Früher als „Altersdiabetes“ bezeichnet, kann aber bei Übergewichtigen durchaus schon in frühen Lebensjahren auftreten. Beim Typ-2-Diabetes liegt vorerst kein Insulinmangel, sondern eine verminderte Insulinwirksamkeit vor. Da bei 80 bis 90 Prozent der Patienten ein deutliches Übergewicht besteht, sind die wichtigsten Therapieschritte Ernährungsumstellung, Gewichtsreduktion und Tablettenmedikation, um erst später bei der Insulininjektion zu landen. Zur Tablettenbehandlung stehen verschiedene Medikamentenarten zur Verfügung: Metaformin, Sulfonylharnstoffe, Glinide, Biguanide, Glucosidasehemmer und seit kurzem auch DPP4-Inhibitoren.
U-40-Insulin	Konzentration des Insulins. U 40 bedeutet 40 Einheiten (engl. Units) pro ml. Heute nicht mehr verwendet.
U-100-Insulin	Konzentration des Insulins. U 100 bedeutet 100 Einheiten Insulin pro ml.
Unterzuckerung	Hypoglykämie.
Vererbung	Die Weitergabe von Erbfaktoren der Eltern auf ihre Nachkommen. Im Bezug auf Diabetes mellitus ist eine direkte Vererbung nicht gegeben, wohl aber die Vererbung des Risikos, an Diabetes zu erkranken.
Verzögerungsinsulin	Durch Beigabe von Verzögerungsstoffen wie Zink, Surfen und Protamin wird eine Verlängerung der Wirkdauer des Normalinsulins von 3 bis 4 Stunden auf 9 bis 24 Stunden möglich. Es gibt auch Insulin-Analoga mit verzögerter Wirkung.
Wachstumshormon	Somatotrophes Hormon. Bei Diabetikern kann dieses zum Dawn-Phänomen in den frühen Morgenstunden führen.
Zuckeraustauschstoffe	Werden anstatt Glukose in Nahrungsmitteln verwendet. Als Fruktose, Manit, Xylit und Sorbit liefern sie Kalorien, manche führen zu Durchfall, manche (in geringen Mengen eingenommen) müssen nicht als BE berechnet werden. Die Verwendung von Zuckeraustauschstoffen wird nicht empfohlen.
Zuckerkrankheit	Diabetes mellitus.

Abbildungsverzeichnis